JN162733

きぐすり曼陀羅

薬学博士　田畑隆一郎 著

源草社

はじめに

　ヒトがこの世に在るかぎり漢方薬と呼ばれるきぐすりを用いた薬品や鍼、灸などの東洋医学、種々の民間療法が消え失せることはない。近代西洋医学が緒につくまでの約2,000年に亘ってみんなの健康を守り、支えてきた漢方療法の理論と応用、鍼灸の実技は守り続け発展させる意義は充分にある。

　日本の伝統漢方を構築した偉大なる指導者は"其の篇章の組成論述の周到、古聖人に非ざれば誰か之を能くせんや。偉大なる哉傷寒論"と名言を残している。

　中世期以降、日本漢方の革命的理論を導いたのは『傷寒論』であり、その姉妹編の『金匱要略』である。今もその傾向に変りはない。

『傷寒論・金匱要略』は個人の著書ではなく、中国のある時期に複数の大家により数多くの文献を用いてくり返して編纂されたものと言われている。

　漢方薬を区画された一定の枠の中に収め、その本質を図絵として表した曼陀羅を画くには、中央には仏・菩薩とも云える『傷寒・金匱』を配し、種々の文献や多くのきぐすりで囲めばよい。千金方、外台秘要、万病回春、和剤局方などの経典は既に組み込まれているので、本書は主として漢方処方を構成するきぐすりの本質について考察し、『傷寒論・金匱要略』運用の方法として、二味の薬徴及び薬方機能図を提唱する。

(3)

本書を漢方治療の即戦力として生かしていただくために

　病む人を観て、いま一番辛い、苦しいことを救うのが漢方治療の基本である。『傷寒論』『金匱要略』を充分に読み込んでいても、いざ方を処するとなると難しいものである。

　漢方薬は病名投与ではない。"証"を求めればそれに相対する"方"（漢方処方名）が出てくるシステムになっている。証とは平たく云えば症候の集合体と見ることができよう。症候は通常複数の生薬で表現することができるが、なんと『傷寒・金匱』には薬方として二味の生薬の組み合わせが16種類あって症候を解しているだけでなく"証"としての格も備えている。更には12種類の二味の組み合わせを追加すれば漢方経典の殆どの治療をクリアすることが可能なのである。

　漢方治療に参加するきぐすりの強い個性を掴み、薬徴（特異な薬能を表すめじるし）として理解し、相性の良い二種のきぐすりを組み合わせた二味の薬徴の応用は、漢方思考を飛躍的に発展させることができる。

　例を挙げよう。かぜを引いて、寒そうに体を縮め、頭痛、肩こりがあり、汗の出る気配のない者に与える薬方を二味の薬徴から考えると、発汗の主剤である［桂枝・麻黄］と、項背強を治す［桂枝・葛根］から成る葛根湯を服ませて早目に寝かせると心地よい汗が出て明日はさわやかというものである。

　立ちくらみに苦しみ、動悸がして小便が遠いと訴える赤ら顔の女性の場合は、上衝を治す［桂枝・甘草］と尿不利に応じる［茯苓・朮］から成る苓桂朮甘湯を与えれば、小便がよく出て、めまい、動悸は治まり、一連の神経症状も改善される筈である。若しこのとき、寒そうで、めまい感のある場合は、［茯苓・朮］はそのままに、水の動揺を収め、陽気を救う［生姜・附子］の入った真武湯でなければ救うことはできない。

　症候から二味の薬徴を用いて浮かびあがらせた証はあくまでも目安に過ぎない。漢方診断は厳密である。当然、望・聞・問・切の作業を経て篩に残ったの

はじめに

が適方である。

薬方機能図

　漢方処方を二味の薬徴を用いて薬方機能図として図示すると多くのヒントを得ることができる。葛根湯を例にとってみよう。

葛根湯

● 項背が強ばり ［**桂枝・葛根**］、
　無汗で悪風し ［**桂枝・麻黄**］、
　或は自下利する者 ［**葛根・芍薬**］。

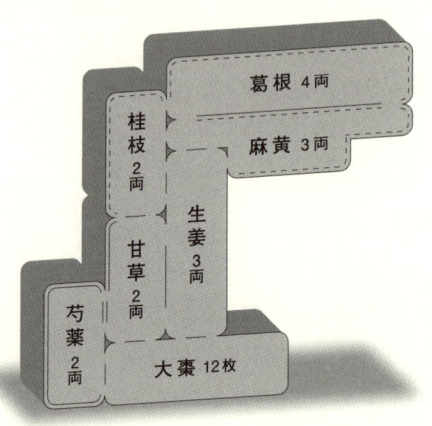

太陽病、項背強バルコト几几、汗無ク、悪風ス。(傷 / 太陽病中)

太陽ト陽明トノ合病、自下利ス。(傷 / 太陽病中)

汗無ク、小便反ッテ少ナク、気胸ニ上衝シ、口噤ミテ語ルヲ得ズ。
　　　　　　　　　　　　　　　　　　　　　　　　(金 / 痙湿暍病)

*合病で自下利する葛根湯証は、無汗ではあるが、項背強の症は緩む。

---

(5)

この図は葛根湯の基本症候である項背強、無汗、自下利に応じる二味の薬徴がピッタリと収まり、きぐすり相互間の重量比率も明示され、図自体が原典の論述を地で行く感じとなっている。そして薬能を総括する方極（薬方機能の大要を示す語）も導き出せる形となっている。

　葛根湯は広く用いられる薬方で、嘔気のある者は半夏を加えるとよい。これ方中の生姜と組み合わせた嘔、嘔吐を治す［生姜・半夏］の二味の薬徴の応用である。合方する場合には双方の二味の薬徴の中で合致するものがあれば期待する効は得られる。これらすべて薬方機能図が誘導してくれる薬方運用の応用である。

　更に、薬方機能図はその薬方が機能する病位を示している。病位とは体力と病毒が相争う場所を云い、争うさまが熾烈で発汗の剤を用いるとか、下剤をかけないと病が癒えないものが実証で、病状が緩やかでエネルギーを補給するような病態は虚証である。

　病の初期で汗を調節して病を除こうとする**太陽病**の機能図は、右方または上方に伸ばして画く。実証で発汗の主薬となる薬徴は点線と実線の二重囲みとし、虚証で解肌に働く薬徴は点線　　　　　　で囲んだ。
　一方太陽病の陰の証である**少陰病**の治病原則も"微シク発汗"なので、方は太陽病同様に横長に画くが、病態の本質は陰虚証なので応じる薬徴は二重線　　　　　　で囲んだ。

　少陽病は病邪を中和清解する治法をとるので機能図は上下に伸びず、中心にまとまるように画き、薬徴は実線　　　　　　で囲んだ。少陽病の陰の証である**厥陰病**の薬方も画き方は同じである。

はじめに

　陽明病の病位は消化管内で、虚証はなく実証のみで排便性治癒機転をとる証なので機能図は縦長の太い実線　　　　で囲んだ。

　その陰の証は**太陰病**で病位も裏であるが、便秘はなく腹満、腹痛が主症となる。従って応じる薬方は虚証の方が多い。

　人は独りで生きられないように、きぐすりもまた相性のよい相手と組んで機能する。単騎よく功を奏する甘草のようなスーパースターもある。薬方（漢方処方）とは一種或いは数種の二味の薬徴が厳密な漢方治病原則に則って構成されたものである。

　薬方及び標記された機能図は、その薬方が治す病位、病状、癒し方の法則、方法まで示して余すところがない。そして図を構成する二味の薬徴を仔細に観れば患家を苦しませている苦痛まで的確に分かるのである。しかし本を正せばきぐすり一味の薬徴から始まり、二味となり、二味が集合して薬方となる。この逆の見方もまた真である。

　吟味されたきぐすりの力を得て、法に忠実に匙を回せば、証の正鵠を射ることは決して難しいことではない。

平成 27 年 12 月吉日

田畑隆一郎

もくじ

はじめに　*(1)*

第一章
きぐすりの世界 _____ *1*

阿膠	*3*		膠飴	*59*
茵蔯蒿	*5*		粳米	*63*
黄耆	*8*		厚朴	*65*
黄芩	*10*		呉茱萸	*67*
黄檗	*13*		五味子	*69*
黄連	*16*		柴胡	*72*
薤白	*22*		細辛	*80*
艾葉	*23*		山茱萸	*82*
葛根	*24*		酸棗仁	*83*
滑石	*27*		山薬	*85*
栝呂根	*28*		地黄	*86*
栝呂実	*29*		梔子	*90*
乾姜	*32*		芍薬	*91*
甘草	*36*		朮	*95*
桔梗	*40*		生姜	*97*
枳実	*42*		小麦	*100*
橘皮	*45*		蜀椒	*102*
杏仁	*48*		水蛭	*105*
苦参	*50*		石膏	*106*
桂枝	*51*		川芎	*109*

旋覆花	*111*	麦門冬	*147*
大黄	*113*	半夏	*149*
代赭石	*119*	茯苓	*156*
大棗	*120*	附子・烏頭	*162*
沢瀉	*122*	防已	*178*
竹筎	*124*	芒硝	*180*
竹葉	*125*	虻虫	*182*
知母	*127*	牡丹皮	*183*
猪苓	*128*	牡蛎	*185*
当帰	*131*	麻黄	*187*
桃仁	*137*	薏苡仁	*195*
人参	*143*	竜骨	*196*

第二章

症候、方、薬徴 *197*

脈	*199*	煩・煩躁・狂	*218*
上衝	*200*	悸・動	*221*
頭痛	*201*	胸脇部の異常	*222*
眩暈	*202*	胃・食欲	*223*
寒・冷・厥	*203*	呕・呕吐・噫・噦	*225*
発熱・暑がり・ほてり	*205*	渇	*228*
気の異常	*207*	汗	*230*
血証	*108*	黄疸	*233*
水気	*210*	腹痛・腹満・腹候	*234*
短気、少気	*212*	小便の異常	*238*
喘欬	*213*	浮腫	*240*
心胸中の異常	*215*	大便の異常	*241*
心下の異常	*216*	体痛・麻痺・拘攣	*245*

もくじ

外科　*249*　　　　鼻　　*259*
皮膚　*251*　　　　口　　*260*
眼　　*255*　　　　労倦、遷延した病　*263*
耳　　*257*　　　　救急製剤　*266*

第三章
二味の薬徴
267

脈　　*269*　　　　嘔・嘔吐・噫・噦　*298*
上衝　*270*　　　　渇　　*300*
頭痛　*271*　　　　汗　　*302*
眩暈　*272*　　　　黄疸　*304*
寒・冷・厥　*273*　　腹痛・腹満・腹候　*305*
発熱・暑がり・ほてり　*276*　小便の異常　*307*
気の異常　*278*　　　浮腫　*309*
血証　*279*　　　　大便の異常　*310*
水気　*282*　　　　体痛・麻痺・拘攣　*313*
短気、少気　*284*　　外科　*316*
喘欬　*286*　　　　皮膚　*318*
心胸中の異常　*288*　眼　　*321*
心下の異常　*289*　　耳　　*323*
煩・煩躁・狂　*291*　鼻　　*324*
悸・動　*294*　　　　口　　*325*
胸脇部の異常　*295*　労倦、遷延した病　*327*
胃・食欲　*296*

付・機能する二味の薬徴図　*330*

主な参考文献　*346*　　　おわりに　*347*

第一章

きぐすりの世界

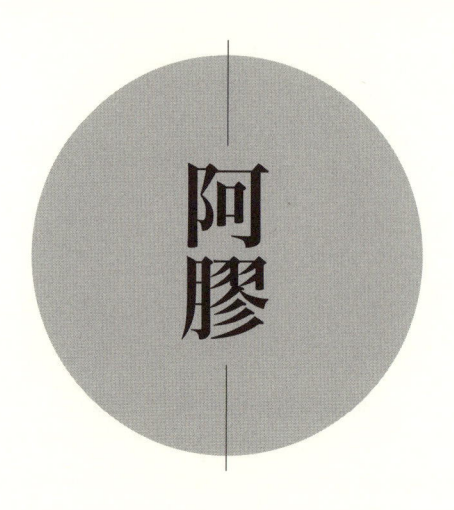

阿膠

血分の要薬にして、
血分を滋潤して血の流れの滞りを通じ、
悸、煩、血燥、出血等を治す。

炙甘草湯

　脈結代、心動悸 ──── ［**地黄・阿膠**］ → 　地黄 *p.86*

黄連阿膠湯

　心中煩シテ臥スルヲ得ズ ──── ［**黄連・阿膠**］ → 　黄連 *p.16*

猪苓湯

　水ヲ飲マント欲シ、小便不利 ──── ［**阿膠・滑石**］ → 　茯苓 *p.156*

温経湯

　崩中 ──── ［**牡丹皮・阿膠**］ → 　当帰 *p.131*

芎帰膠艾湯

　漏下、下血、胞阻（腹中痛み下血する症） ──── ［**地黄・阿膠**］ → 　当帰 *p.131*

第一章●きぐすりの世界

黄土湯

● 体力、栄養ともに衰え長引いた出血で
[地黄・阿膠][黄土・地黄][朮・附子]、
煩熱する者[地黄・黄芩]。

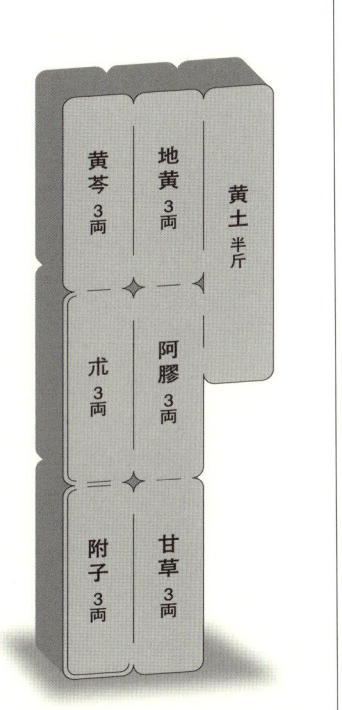

下血、先ニ便アリ後ニ血アルハ遠血ナリ。
亦吐血、衄血。

(金 / 驚悸吐衄下血胸満瘀血病)

黄芩
3両

地黄
3両

黄土
半斤

朮
3両

阿膠
3両

附子
3両

甘草
3両

●動物の皮より造った膠

品考：黄色で琥珀のようにすき透って、夏でも軟化せず臭気のないもの。ゼラ
　　　チンで代用するも可。

成分：コラーゲン、ゼラチン

　＊阿膠は消化しにくいので胃腸虚弱の者、胸腹痞満する者には注意して用
いねばならない。また、タンニン酸を含有する生薬によって沈殿を生じるので、
煎液の滓を去った後に本品を加え溶かして服用する。

雑話：阿膠つくりは面白い。牛のスジを集めて大きな寸胴鍋で上澄みを捨てな
　　　がらこれを煮つめること約二日。煮つめ終わったらバットに移して固化
　　　させると、山東阿膠に劣らないような絶品ができる。是非お試しあれ。

4

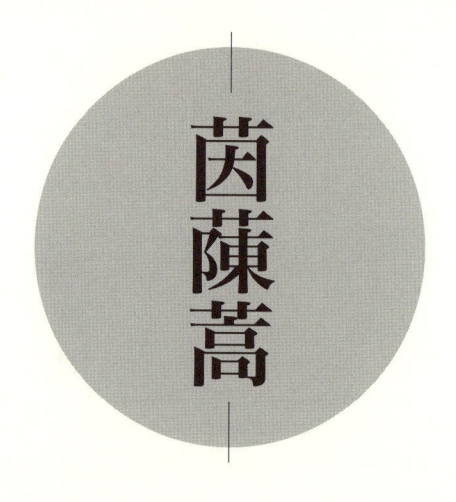

茵蔯蒿

水気と瘀熱（内部にこもった古い熱）が薫蒸して
発黄する瘀汁をよくめぐらせて小便を利し、
黄疸病の主薬となす。

第一章●きぐすりの世界

茵蔯蒿湯

● 瘀熱裏に在りて水気のあるものを欲し［**茵蔯蒿・梔子**]、
腹満便秘し、小便利せず、心安からざる者［**梔子・大黄**]
の黄疸を治す。

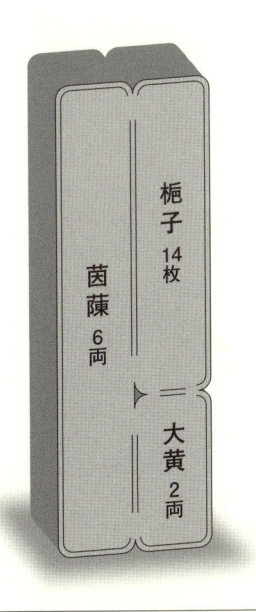

茵蔯 6両
梔子 14枚
大黄 2両

頭ノミ汗出デ、身ニ汗無ク、小便利セズ、
渇シテ水漿ヲ引ク者ハ、瘀熱裏ニ在リ、
身必ズ黄ヲ発ス。（傷／陽明病）

身黄バミ橘子色ノ如ク、小便利セズ、腹
満ス。（傷／陽明病）

寒熱シテ食セズ、食スレバ即チ頭眩シ、
心胸安カラズ、久久ニシテ食黄ヲ発ス。

（金／黄疸病）

茵蔯五苓散

〈金〉黄疸病 ── ［**茵蔯蒿・五苓散**]

＊鬱熱が未だ実せずして皮表に滞り瘀汁となった発黄を醸す者。

●カワラヨモギの葉、或は種子

品考：葉が極めて細く糸のようなものを陰干した青色のものが綿茵蔯。近年種
子を茵蔯蒿として用いているが、効果の優劣は不明。

成分：クマリン、精油―カピリン

茵蔯蒿

雑話：数十年前までは近くの海岸にカワラヨモギが群生していた。のたりのた
りと波打つ春の日にヨモギより更に鮮緑色で香りよくデリカシイな綿茵
蔯採りは楽しかった。そして砂浜の中で焼きあがったサツマ芋を頬張り
ながらハマボウソウも掘ったものである。秋にはその種子をたっぷり。
両者の効果の差は誰に聞いても判らなかった。カワラヨモギは利根川の
上流にあると聞く。

第一章●きぐすりの世界

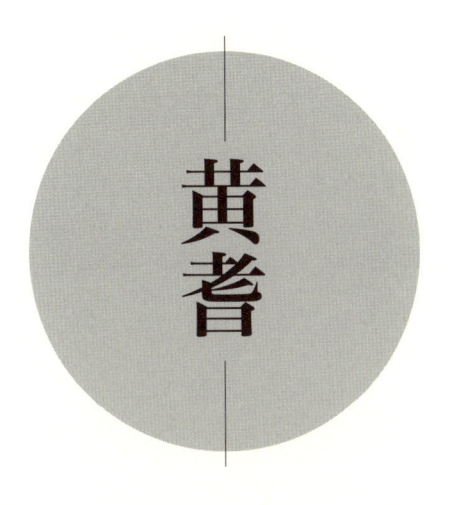

黄耆

皮膚のしまりをよくして循環低下の状態を改善し、
表水を去り痺閉を治し、
また人をして強壮ならしめる。
表の働きを壮にして水湿を利す黄耆は、
肉芽の発育を促し、排膿の要薬となし、
また骨節痛をも治す。

桂枝加黄耆湯
　　黄汗ノ病、小便不利 ── ［**桂枝・黄耆**］ → 　桂枝 *p.51*

黄耆桂枝五物湯
　　血痺、外証ハ身体不仁 ── ［**桂枝・黄耆**］ → 　桂枝 *p.51*

防已黄耆湯
　　風湿身重ク、汗出デ悪風 ── ［**防已・黄耆**］ → 　防已 *p.178*

黄耆建中湯
　　〈金〉虚労、裏急、諸不足 ── ［**桂枝・黄耆**］［**芍薬・膠飴**］

耆帰建中湯
　　〈青洲〉諸瘍荏苒トシテ愈エズ、新肉長ゼズ
　　　　　　　　　　　　　　　── ［**黄耆・当帰**］（類聚方広義）

8

烏頭湯

　　屈伸スベカラズ疼痛 ── ［麻黄・黄耆］［烏頭・麻黄］ → 附子 *p.162*

●オオギの根

品考：外部淡褐色、内部黄色で、味はねっとりとして甘く、香気強く軟らかい
　　　もの。
成分：イソフラボノイド―ホルモネチン、サポニン

　＊黄耆の表の働きを強める効は桂枝に似ているが、桂枝は燥熱、黄耆は滋
潤の性の差がある。この二物の性は相反するが、両者を合して用いると能く
肌表の黄水を去り、痺閉を和す能力がある。
　黄耆を防已、茯苓に併せると表の働きを壮にして表の水温を除く。
　黄耆の表に達して水を制す性は麻黄に似ているが、黄耆の治す水は内で下
に在り、麻黄の治す水は外で上に在る。黄耆の応じる水は汗出で、で麻黄は
無汗となる。
　黄耆は麻黄・烏頭と組んで骨節に達して痛みを和らげる。
　表を実する能のある黄耆は、五臓の働きを補う人参と合わせると、補益作
用が増強される。これ十全大補湯などである。
　オオギは目立たないが、薬方運用上重要な生薬である。決して価格に惑わ
されて低品質の物を求めてはならない。

雑話：春早くキバナオオギの種子を、よく肥えた高畝にした畑に播きつけ、6
　　　月、苗が伸びた頃に日除けを兼ねて有機質肥料をたっぷり畝間におくと、
　　　その秋にはびっくりするような綿黄耆が獲れる。しかしその性軟らかく
　　　よく粘る。この黄耆は掘り起こしに苦労させられ、またまた刻むときに
　　　泣かされる。だけどその効果の程は抜群である。

第一章●きぐすりの世界

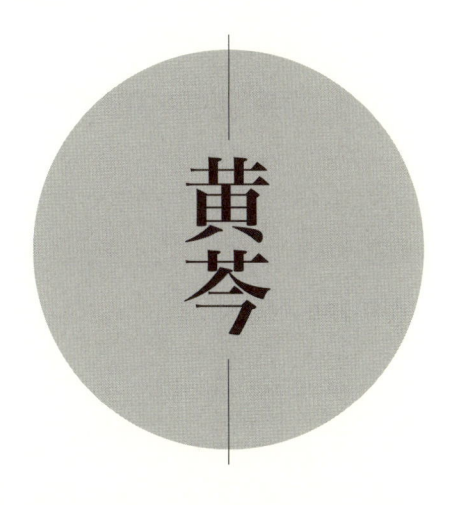

黄連と同じく心胸部の血鬱を瀉すが、
黄連が心胸以上に繋がり、黄芩の功は心下以下、
胃中にまで及び胃熱を冷ます。
黄芩は諸薬に合して各其功を助けることが多い。
即ち黄連に合して瀉心の源方となし、
柴胡に合して胸脇苦満、芍薬に合して下利、
人参に合して心下痞鞕、地黄に合して四肢煩熱を治す。

瀉心湯

心気不定 ── ［**黄連・黄芩**］ → 黄連 *p.16*

小柴胡湯

胸脇苦満 ── ［**柴胡・黄芩**］ → 柴胡 *p.72*

10

黄芩湯

● 下利、裏急後重、発熱し［**黄芩・芍薬**］、
胃部熱煩し［**黄芩・大棗**］、
腹痛する者［**芍薬・甘草**］。

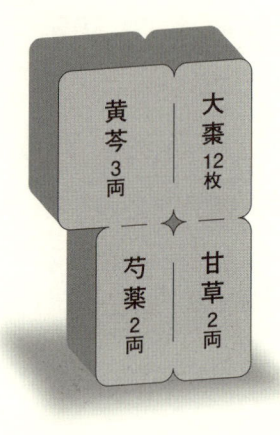

太陽ト少陽ノ合病ニシテ自下利スル者。（傷 / 太陽病下）

*本位が少陽にあって、頭痛、発熱し、腹痛し、渇し、服薬によらず
して下利する病は、心胸の血気を和すれば、下利及び太陽病を思わせ
る症は自ら治す。裏急後重のある者は加大黄、呕する者は加生姜・半夏。*

半夏瀉心湯

心下痞鞕 ── ［**黄芩・人参**］ → 黄連 *p.16*

小柴胡湯

黙黙トシテ飲食ヲ欲セズ ── ［**黄芩・人参**］ → 柴胡 *p.72*

第一章●きぐすりの世界

三物黄芩湯

● 心胸苦煩し［**黄芩・苦参**］、
　手掌や足蹠が煩熱して苦しむ者［**黄芩・地黄**］を治す。

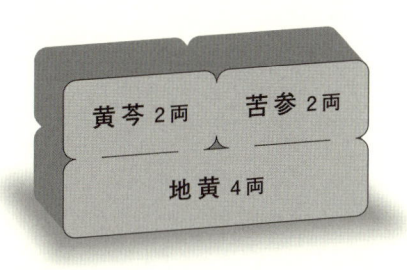

四肢煩熱ニ苦シミ、頭痛マズ但ダ煩スル者。

（金 / 婦人産後病篇附方）（千金三物黄芩湯）

大黄䗪虫丸

　乾血、肌膚甲錯 ── ［**黄芩・地黄**］ → 桃仁 *p.137*

●コガネバナの根

品考：外部茶褐色で、内部は文字通りの黄金色。質重く苦しいもの。中に朽ち
　　　たもの所謂アンコがあれば除いて用いる。

成分：フラボノイド─バイカリン、バイカレイン、オウゴニン、オウゴノシド

雑話：近年、柴胡剤等に見られる好ましくない作用の主因は黄芩であろうとの
　　　説がある。いろんな見方はあろうが、黄芩について云えば以前の黄芩は
　　　完全に熟して中にアンコと呼ばれる老廃物まで入っていた。いまの黄芩
　　　にはそれはなく、栽培して一年物と見受けられる。すべての植物は完全
　　　に成熟して始めて役に立つ。五穀は勿論のこと、薬草も亦而り。資源の
　　　不足から拙速な栽培物には注意したい。

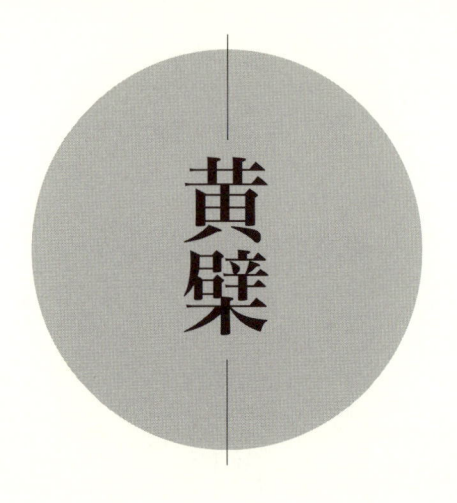

黄檗

湿熱を清し、
黄疸、熱性下利、心下煩悶を治す。

梔子檗皮湯

　　身黄、発熱 ── ［**梔子・黄檗**］ → 梔子 *p.90*

大黄硝石湯

　　黄疸、腹満、小便利セズ ── ［**梔子・大黄**］［**梔子・黄檗**］ → 梔子 *p.90*

　　＊大実の黄疸。梔子檗皮湯とは表裏の別がある。

第一章●きぐすりの世界

白頭翁湯

● 排便時に肛門が熱い下利で［**白頭翁・秦皮**］、
裏急後重、口渇、心煩する者［**白頭翁・黄檗**］［**黄連・黄檗**］。

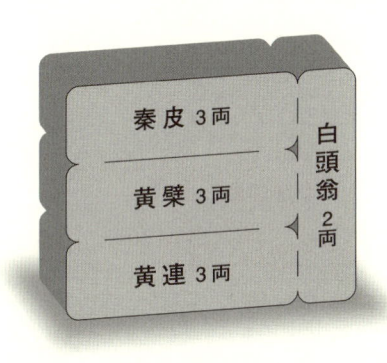

熱利、下重。(傷 / 厥陰病)(金 / 嘔吐噦下利病)

下利シテ水ヲ飲マント欲ス。(傷 / 厥陰病)

黄連解毒湯

心下煩悶 ── ［**梔子・黄檗**］［**黄連・黄芩**］ → 黄連 *p.16*

●キハダの樹皮

品考：皮厚くして深黄色。極めて苦いもの。

成分：イソキノリンアルカロイド─ベルベリン、パルマチン。苦味成分

雑話：質のよいキハダの苗を沢（山間部の谷、低湿地）に植えて枝打ちをしなが
ら育て15年も経つと幹は太くなり亭亭と空を劈くほどの大木となる。
梅雨入り前に切り倒し甘皮を除いたキハダの肌は文字通りの黄一色で、
噛んでみると味は苦いが、心地よく美味である。そのとき地上部を30
cmほど残しておくと次の芽が出てくる。これを余蘗と呼び、所謂ひこば
えである。尾台榕堂先生は、その名著「類聚方広義」の頭註に"桂枝去

黄檗

芍薬加附子湯を以て、余孽（ひこばえ、わざわい）を芟夷し（草を刈りとる、賊を滅ぼして乱を治める）、消息し、以て精気の旺なるを待つのみ”と述べておられる。榕堂先生もキハダ倒しを楽しまれたのであろうか。

ついてながら、沢の反対の頂上をそねと呼び、そねは乾燥しているので、ホオノキが良いというので植えてみた。よく育つが幹の皮は薄く、香りは乏しく、とても厚朴と呼べる代物ではないので、薬用には唐厚朴を用い、和の方は朴葉焼きにして楽しんでいる。

15

第一章●きぐすりの世界

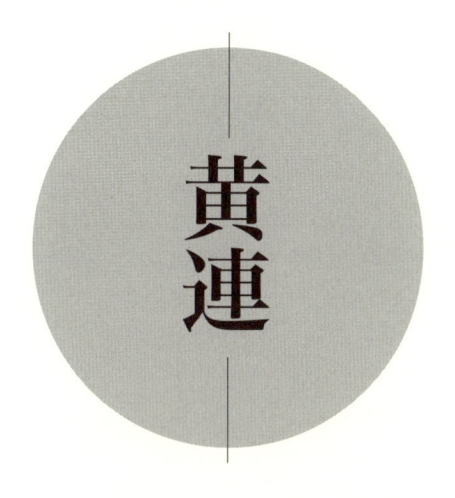

心胸部の炎症、充血を去り、
胃熱をさまし、
心下痞、心煩、呕吐、胸痛、腹痛、下利等を治す。

大黄黄連瀉心湯

　〈傷〉心下痞シ、之ヲ按ジテ濡 ―― ［**大黄・黄連**］

　＊胸中に血分のみ迫り、水血の凝血なし。故にその気を下降する為に振り
出しとして薬の気のみを用いる。

半夏瀉心湯

● 心下痞鞕し ［**黄連・黄芩**］、
　悪心、嘔吐し ［**乾姜・半夏**］、
　腹中雷鳴、或は下痢し ［**半夏・大棗**］［**人参・乾姜**］、
　食進まず ［**黄芩・人参**］、
　熱候の無い者。

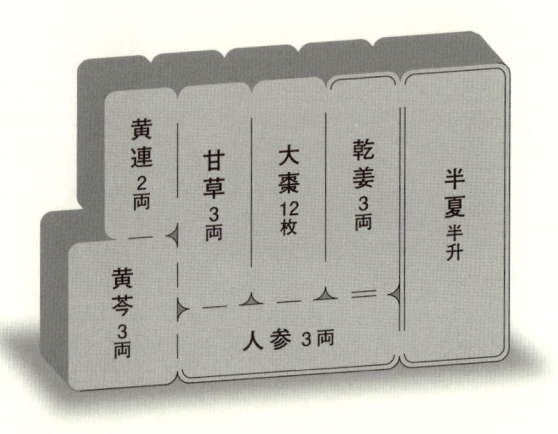

心下満チテ痛マザル者ハ、此レ痞ト為ス。（傷 / 太陽病下）

嘔シテ腸鳴リ、心下痞ス。（金 / 嘔吐噦下利病）

＊胸中の迫りは軽く、心下痞鞕が重い。故に黄芩・人参を各三両とする。

第一章●きぐすりの世界

黄連阿膠湯

● 心下痞し［**黄連・黄芩**］、
心中煩し横臥することも出来ないほどの［**黄連・阿膠**］［**鶏子黄・阿膠**］
神経症、不眠、諸出血、皮膚炎など。

少陰病、之ヲ得テ二三日以上、心中煩
シテ臥スルヲ得ズ。（傷／少陰病）

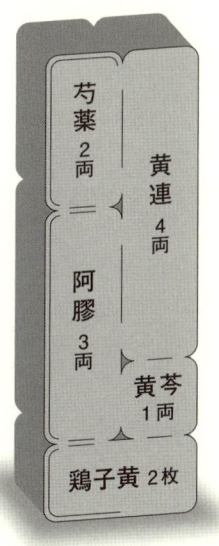

＊最主薬の黄連は胸中に縮んで暢びない血をめぐらして煩を治す。
柯琴曰く、本方は少陰の瀉心湯なり、と。

黄連

瀉心湯

● 胃部に鬱熱、痞塞感があって便秘してのぼせて気分が落ちつかず出血傾向のある者［**黄連・黄芩**］の、
心気の鬱塞を下降して散じる［**大黄・黄連**］。

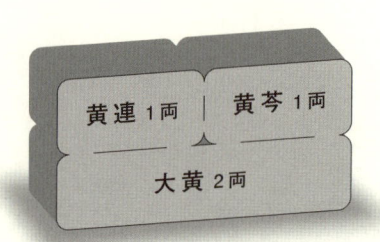

心気不足（定）、吐血、衄血ス。（金／驚悸吐衄下血胸満瘀血病）

医、反ッテ之ヲ下シ、心下即チ痞ス。（金／婦人病）

黄連解毒湯

● 心下のわだかまりを下し［**黄連・黄芩**］、
肌表の熱感を清し［**梔子・黄檗**］、胸中のふるびた熱を清解する。

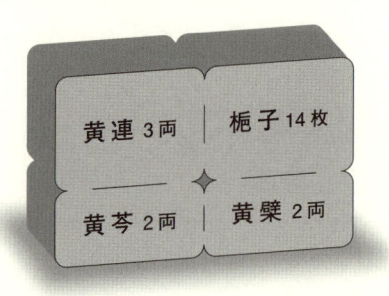

熱極、心下煩悶、煩嘔眠ルヲ得ズ。（肘後方）

大熱盛ンニ、煩嘔、呻吟、錯語、眠ルヲ得ズ。熱毒ヲ解シ、酷熱ヲ除ク。
（外台秘要方）

＊本方の出血を治す効は下焦にまで及ぶ。

19

第一章●きぐすりの世界

黄連湯

● 腹中痛み［**黄連・乾姜**］［**桂枝・黄連**］、
胃部痞満し［**人参・乾姜**］、
嘔吐する者［**乾姜・半夏**］。

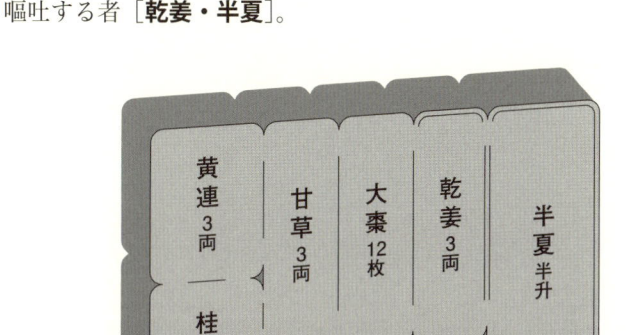

胸中ニ熱有リ、胃中ニ邪気有リ、腹中痛ミ、嘔吐セント欲ス。

(傷 / 太陽病下)

＊胃痛と云えば黄連湯が第一選択である。本方は冷やす能のある黄連
と温める乾姜との組み合わせで、まるで焼き肉で冷たいビールを飲む
ような薬である。これは胸中の血鬱が甚だしく、ために腹中の痛みが
上提されたもので、半夏瀉心湯の黄芩の代りに桂枝が入っていて、顔
色や性格の中に［**桂枝・甘草**］の二味の薬徴症が見え隠れしている。

葛根黄連黄芩湯

利遂ニ止マズ、脈促 ── ［**葛根・黄連**］ → 葛根 *p.24*
＊裏にも働く葛根は、黄連に合して表証寄りの下利に効く。

20

黄連

●オウレンの根茎

品考：ひどく苦く、内堅実で深黄のもの。繊毛節高の丹波、因州産を上品とする。

成分：イソキノリンアルカロイド—ベルベリン、パルマチン

　＊黄連、黄芩、黄檗はみな性苦寒で、熱を清し、湿を乾かし、火邪を瀉すが、黄連の功は心胸で位が高く上焦に作用する。黄芩は心下に繋がり中焦に作用する。故に黄連は黄芩と合して心胸以下、胃中以上の鬱血、気熱を瀉す。また黄檗は下焦に働く清熱作用があり、腎、膀胱、大腸等に関連する症状に応用することが多く、清熱の中に燥湿を兼ねている。故に湿熱を清すとも云われている。

21

第一章●きぐすりの世界

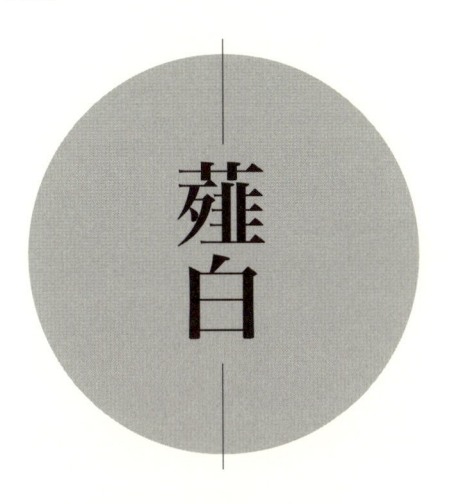

薤白

消化管を温めて結を散じ、
気の滞りをめぐらし、
胸痛、喘息を治す。

栝呂薤白白酒湯
　胸背痛ミ、短気ス　──　［**栝呂実・薤白**］　→　栝呂実 *p.29*

栝呂薤白半夏湯
　心痛背ニ徹ス　──　［**栝呂実・半夏**］　→　栝呂実 *p.29*

栝呂薤白桂枝湯
　脇下ヨリ心に逆搶　──　［**栝呂実・薤白**］［**枳実・桂枝**］　→　栝呂実 *p.29*

●ラッキョの鱗茎

＊6月頃に充実した根を堀りあげて、二ツ割にして天日乾燥する。

雑話：ネギ（葱白）、ラッキョ（薤白）、ニラ（韮根）などその性状が管状のものは、
　　　その効は大同小異で、何れも動脈を拡張する作用がある。これらを食品
　　　として用いるのは、医食同源の意味甚大である。

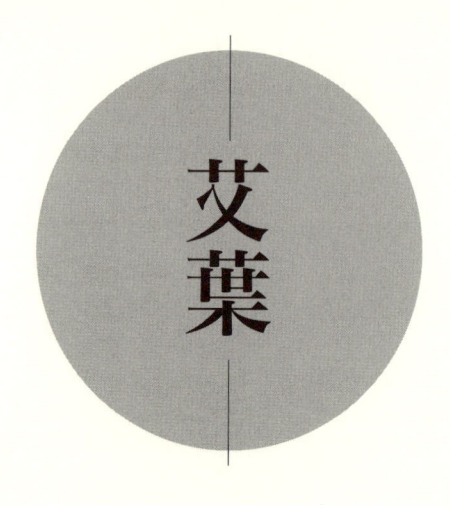

艾葉

内臓を温めて諸出血を止める。

芎帰膠艾湯

漏下、下血 ── ［**艾葉・阿膠**］ → 当帰 *p.131*

柏葉湯

〈金〉吐血止マザル者 ── ［**柏葉・艾葉**］

＊体力衰えて容易に治せない喀血、吐血に。

●ヨモギの嫩薬

品考：茎の混ざらない軟らかい葉ばかりの新鮮なもの。

成分：モノテルペン（精油）—1.8 シネオール

第一章●きぐすりの世界

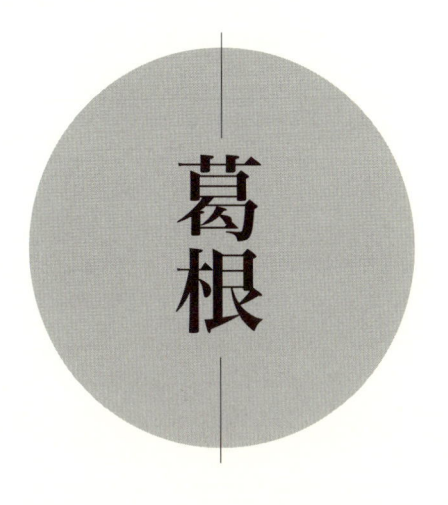

葛根

体表に鬱滞している熱毒や血毒を散じ、
体液をめぐらせて項背強急を治す。

桂枝加葛根湯

〈傷〉項背強バルコト几几、反ッテ汗出デ悪風スル者 ── ［**桂枝・葛根**］

＊桂枝湯ほど虚ではない。桂枝湯と他方との合方。柴胡桂枝湯、桂枝麻黄
各半湯等で葛根を配した本方を合して効を高めることあり。

葛根湯

● 項背が強ばり ［桂枝・葛根］、
無汗で悪風し ［桂枝・麻黄］、
或は自下利する者 ［葛根・芍薬］。

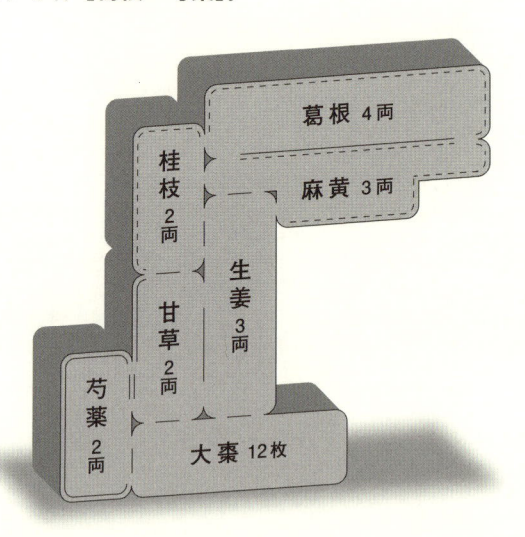

太陽病、項背強バルコト几几、汗無ク、悪風ス。（傷／太陽病中）

太陽ト陽明トノ合病、自下利ス。（傷／太陽病中）

汗無ク、小便反ッテ少ナク、気胸ニ上衝シ、口噤ミテ語ルヲ得ズ。

（金／痙湿暍病）

＊合病で自下利する葛根湯証は、無汗ではあるが、項背強の症は緩む。

葛根加半夏湯

〈傷〉太陽ト陽明トノ合病、下利セズ、但ダ嘔スル者

── ［桂枝・葛根］［生姜・半夏］

葛根黄連黄芩湯

〈傷〉医反ッテ之ヲ下シ、利遂ニ止マズ、脈促、端シテ汗出ズ ── ［葛根・黄連］

第一章●きぐすりの世界

●クズの根

品考：偽品なし。
成分：デンプン、イソフラボン―ダイゼイン、プエラリン

　＊葛根は血分に預るので、芍薬、当帰、川芎、人参等を配する薬方に加味
して用い功を得ることがある。
　成分の daidzein、daizin は葛根のもっているパパベリン様鎮痙作用を代表
している。
　葛粉にしたクズには項背強を治す作用はない。

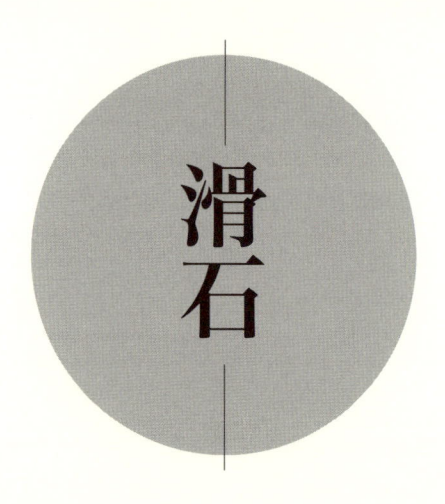

滑石

主として下焦の熱を瀉し、小便を利す要剤となす。

猪苓湯
　渇シテ水ヲ飲マント欲シ、小便不利
　　　　　　── ［滑石・阿膠］［猪苓・茯苓］　→　猪苓 *p.128*

●天然に出る滑石

品考：色は白く真珠のような光沢があり、微かに甘く、滑らかで軟らかいもの。
　　　局方のタルクとは全く別物。

　＊滑石の煩渇を止め小便を利す能は栝呂根に似ているが、栝呂根は専ら津
液を生じ渇を治すのが主で、小便不利は客である。滑石も腸胃を滋潤して通
利するが、小便不利を主として渇を客とする。

27

第一章●きぐすりの世界

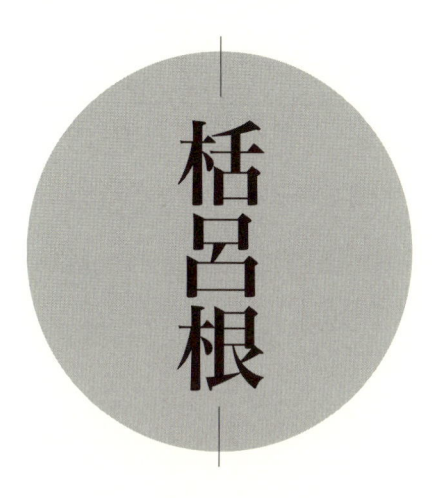

栝呂根

津液を生じ、
燥を潤ほし渇を解す。

柴胡桂枝乾姜湯
　小便利セズ、渇シテ呕セズ　──　［**栝呂根・牡蛎**］

栝呂桂枝湯
　柔痙　──　［**桂枝・栝呂根**］

●キカラスウリの根

品考：重く内の色は白く、滑らかで、中心に花紋がある。搗いて粉にしたもの
　　　は天花粉。
成分：デンプン、脂肪酸、多糖類

　＊石膏は実熱をさまして口渇を止める作用があり、栝呂根は津液（体液）の
不足を補って口渇を解する作用がある。

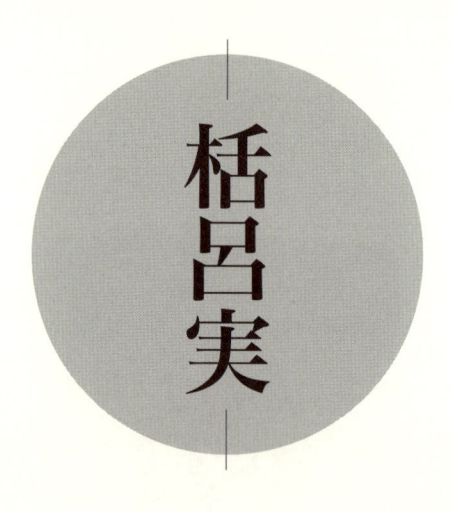

栝呂実

能く胸中の水飲の凝痰をとかし、
鬱熱を下降して、
胸痺、心痛を治す。

栝呂薤白白酒湯

● 胸がつまったように痛み呼吸息迫する者［**栝呂実・薤白**］を治す。

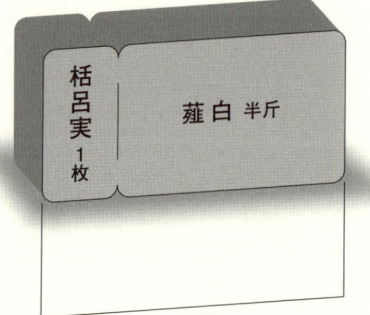

栝呂実 1枚 — 薤白 半斤

酒煎

胸痺ノ病、喘息、欬唾シ、胸背痛ミ、短気ス。（金 / 胸痺心痛短気病）

第一章●きぐすりの世界

栝呂薤白半夏湯

● 剣状突起の辺りから背につきぬけて痛み、臥すこともできず、
　胸内苦悶し、短気し、或は嘔吐する者 [**栝呂実・半夏**] [**栝呂実・薤白**]。

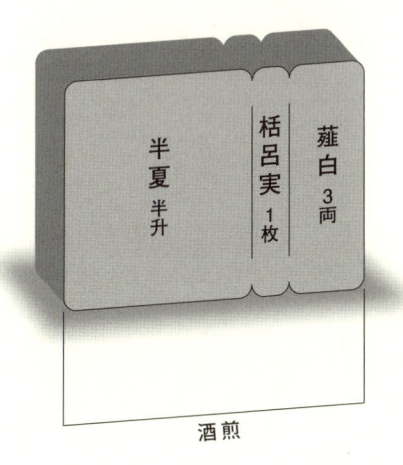

胸痺、臥スルヲ得ズ、心痛背ニ徹スル者。（金／胸痺心痛短気病）

枳実薤白桂枝湯

● 胸の中がつまって張って苦しく［栝呂実・薤白］［枳実・厚朴］、痛んで脇下より心につきあげ［枳実・桂枝］［栝呂実・枳実］、喘息、欬唾する者。

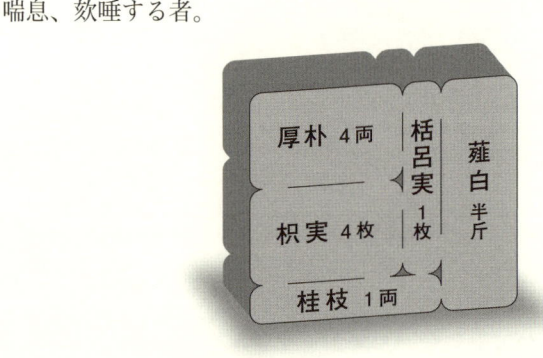

厚朴 4両 — 枳実 4枚
栝呂実 1枚
薤白 半斤
桂枝 1両

胸痺、心中痞シ、留気結ボレテ胸ニ在リ、胸満シ、脇下ヨリ心ニ逆搶ス。

（金／胸痺心痛短気病）

●キカラスウリの完熟した果実。その種子は栝呂仁

品考：栝呂仁は柿の種に似て扁平で、やや不斉の楕円体で端は尖っている。内面は灰白色で、味淡白で油臭がある。

　＊種子である栝呂仁は潤燥、滌痰、腸を滑らかにして便通をつける作用がある。一方キカラスウリの果実は中焦をくつろがせ、気を通じる作用や清熱化痰の能がある。よって栝呂実の効を全うさせるには果実全体を用いるがよい。故に論では仁と云わず、分量も示さず一個とある。

雑話：晩秋になると鳥と競ってキカラスウリを探す。それを果実ごと時間をかけて乾燥し、6月に仕込んでおいた薤白末と半夏末を混じて、どぶろく（酒は補養の意味を含めて濁酒とする）を入れて、煮つめて栝呂薤白半夏丸を試作してみると、使用に便利でよく効いてくれる。酒はどぶろくがよく、半夏は修治しないほうがよい。半夏独特のえぐみと刺戟が、のどに反ってよく作用するようである。

第一章●きぐすりの世界

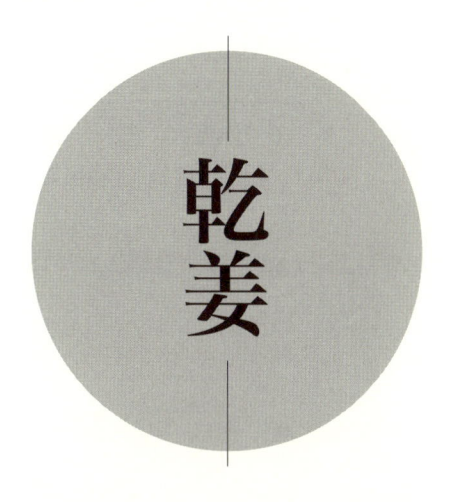

内臓を温めて陽気を通わせ上迫する水毒を除き、
代謝機能を亢進させ、
四肢厥冷、欬、呕・呕吐、下利、腰痛、腰脚の冷痛、
煩・煩躁を治す。

甘草乾姜湯
　便チ厥シ、煩躁、吐逆スル者 ── ［**甘草・乾姜**］→ 甘草 *p.36*

四逆湯
　厥冷スル者 ── ［**甘草・乾姜**］→ 附子 *p.162*

小青竜湯
　発熱シテ欬 ── ［**甘草・乾姜**］→ 麻黄 *p.187*

苓甘姜味辛夏仁湯
　欬満 ── ［**甘草・乾姜**］→ 茯苓 *p.156*

半夏瀉心湯
　呕シテ腸鳴り、心下痞ス ── ［**乾姜・半夏**］→ 半夏 *p.149*

乾姜人参半夏丸
　呕吐ヤマズ ── ［**乾姜・半夏**］→ 半夏 *p.149*

白通湯

● 精気虚脱し［**乾姜・附子**］、
　下利頻発する者［**葱白・乾姜**］。

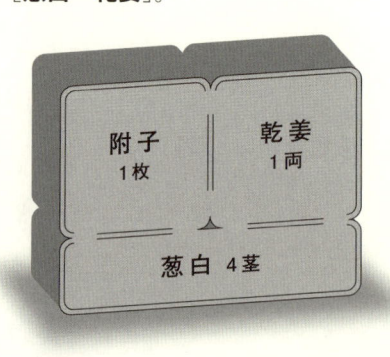

少陰病、下利。（傷 / 少陰病）

＊上逆する虚気を下降して陽気の下に脱する下利を救う。

人参湯

利止マズ　──　［**甘草・乾姜**］［**人参・朮**］　→　人参 *p.143*

黄連湯

胃中ニ邪気有リ、腹中痛ム　──　［**黄連・乾姜**］　→　黄連 *p.16*

大建中湯

嘔シテ飲食スル能ワズ、腹中寒エ、モクモク　──　［**蜀椒・乾姜**］

　　　　　　　　　　　　　　　　　　　　　　→　蜀椒 *p.102*

第一章●きぐすりの世界

苓姜朮甘湯

● 腰中ヒヤヒヤとして風の通るが如く、重く、或は痛み［**乾姜・朮**］、
小便自利する者［**甘草・乾姜**］。

身体重ク、腰中冷エ水中ニ坐スルガ如
ク、形水状ノ如ク、小便自利シ、腰以
下冷痛シ、腰重シ。(金/五臓風寒積聚病)

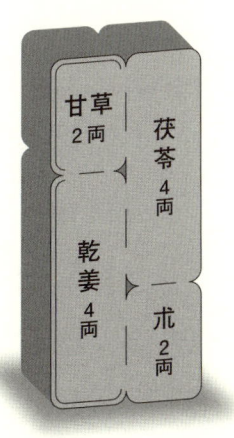

甘草 2両
茯苓 4両
乾姜 4両
朮 2両

柴胡桂枝乾姜湯

胸脇満微結、心煩 ── ［**甘草・乾姜**］ → 柴胡 *p.72*

乾姜附子湯

昼日ハ煩躁、夜ハ安静 ── ［**乾姜・附子**］ → 附子 *p.162*

茯苓四逆湯

病仍ホ解セズ煩躁 ── ［**乾姜・附子**］ → 附子 *p.162*

●生姜を曝乾したもの

品考：肥えて外面灰白色、内面は白色で、香りよく、極めて辛いもの。
乾姜を蒸した一種黒色の三河乾姜と称する物 (炮姜) は古方では用いな
い。

成分：精油成分—ジンギベレン。辛味成分—ジンゲロン、ショウガオール。修
治の課程で加熱処理中にジンゲロールから二次的産物のショウガオール

乾姜

を生じる。

＊生姜は生の大根、乾姜は切り干し大根、炮姜は煮た大根の相違がある。
　生姜は発散作用と胃を温めて嘔を治す作用に優れ、乾姜は発散作用は弱い
が裏寒を温めて水毒を除き陽気を通わせる作用に優れている。炮姜は発散作
用は全くなく、胃腸を強力に温める作用があるのでひどく虚した下利や出血
に用いられることがある。生姜は走りて守らず、乾姜はよく走りよく守り、
炮姜は守りて走らずと云われる。
　附子と乾姜は二者ともに大熱薬で、新陳代謝機能を振興し、水毒を駆逐す
る作用は同じであるが、附子は下利、厥冷等の水毒下降を治す能があり、上
迫症状に応じることは少ない。乾姜は水毒が上迫して嘔吐、欬、眩暈、煩躁
等の病を治す。これが二薬の別である。

第一章●きぐすりの世界

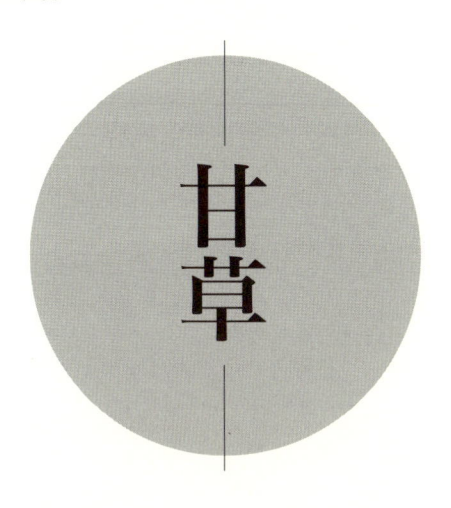

甘草

薬気を暫く病毒の所在に止めて、
咽痛、短気、腫、厥冷、攣急、飲食不可、
便秘、悸、心煩、気の動迫等の
気血の急迫閉塞を和潤する。

甘草湯

〈傷〉少陰病、二三日咽痛スル者 ── ［**甘草**］

＊上部の気が咽に集まり咽痛する。

桔梗湯

〈傷〉甘草湯ヲ与エ、差エザエル咽痛 ── ［**桔梗・甘草**］

＊咽痛して化膿傾向のあるもの。

茯苓杏仁甘草湯

胸痺、短気ス ── ［**茯苓・甘草**］ → 茯苓 *p.156*

甘草麻黄湯

〈金〉一身面目黄腫シ、其脈沈、小便利セズ ── ［**甘草・麻黄**］

甘草麻黄湯

〈藤平健〉喘息の発作止めとしてしばしば用いられる。また連用して根治する
こともある。

36

＊水気の変化なく実情の強い呼吸困難のみを訴える喘息に。

甘草乾姜湯

● ［甘草・乾姜］

急迫症状を緩め陽気をかよわせ、肺中の冷を治し、
煩躁、心煩、胃内停水、嘔、嘔吐、喘欬、心下痞、痞鞕、腹痛、頻尿、
涎沫、悪寒、四肢厥冷を治す。

脈浮ニ、自汗出デ、小便数ニ、心煩シ、
微悪寒シ、脚攣急スルニ、反ッテ桂枝湯
ヲ与エ、之ヲ得テ便チ厥シ、咽中乾キ、
煩躁、吐逆スル者。（傷／太陽病上）

肺痿、涎沫ヲ吐シ欬セズ、渇セズ、遺尿シ、
小便数、此レ肺中冷。必ズ眩シ、多ク涎
唾ス。（金／肺痿肺癰欬嗽上気病）

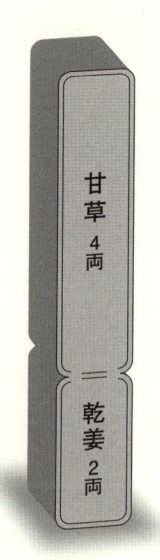

甘草　4両

乾姜　2両

四逆湯
手足厥冷 ── ［甘草・附子］ → 附子 *p.162*

芍薬甘草附子湯
反ッテ悪寒ス ── ［甘草・附子］ → 芍薬 *p.91*

小柴胡湯
黙黙トシテ飲食ヲ欲セズ ── ［人参・甘草］ → 柴胡 *p.72*

大黄甘草湯
食シ已ッテ吐ス ── ［大黄・甘草］ → 大黄 *p.113*

第一章●きぐすりの世界

甘草瀉心湯

〈傷〉其人下利スルコト日ニ数十行、穀化セズ、腹中雷鳴シ、心下痞鞕シテ
満チ、乾嘔シ心煩シテ安キを得ズ

―― ［**甘草・黄連**］［**黄芩・黄連**］［**甘草・乾姜**］

小柴胡湯

心煩 ―― ［**柴胡・甘草**］ → 柴胡 *p.72*

甘麦大棗湯

臓燥 ―― ［**小麦・大棗**］［**甘草・大棗**］ → 小麦 *p.100*

●カンゾウの根

品考：外皮は赤味があり、内部は鮮黄色で、甘味が強く、苦味のないもの。
成分：トリテルペノイド配糖体―グリチルリチン（局方ではグリチルリチン酸）

　＊甘草は通常炙って用い胃もたれ等を防ぐが、直接粘膜に作用する甘草湯
や桔梗湯は修治せずに生用で用いる。
　甘草は利水の剤に配合されることは少ない。甘草には抗利尿作用のあるこ
とを先人は経験的に知っていたに相違ない。五苓散、沢瀉湯、猪苓湯、八味丸、
真武湯など水気を逐う薬方には配剤されない。
　また薬気を病毒の所在に止めない薬方にも配剤されない。大小承気湯、大
黄牡丹皮湯、大柴胡湯、梔子豉湯、附子湯、黄連阿膠湯、瀉心湯、抵当湯、
麻子仁丸などがある。

雑話その1：今は昔、亡き母が85才のときに長びくめまいを真武湯で治した
　　　　　ことがある。その後、腰痛がでてきたので、柳の下に二匹目のどじょう
　　　　　とばかりに、真武湯方中の芍薬を目当てに、芍薬甘草附子湯はこれ如何
　　　　　にと、真武湯加甘草として与えた3日目頃から急に全身にむくみが出て
　　　　　しまった。カリウム値は低下し不整脈もある。すぐさまオーストラリア
　　　　　産牛黄200mgや五苓散等を投じて事無きを得たが、この一件は私の漢
　　　　　方修行の中で盲蛇に怖じずの貴重な母親の警鐘であった。

甘草

雑話その 2：以前と云ってもそう遠い話ではない。私が用いる漢方生薬、甘草
はすべて古方派の先輩の教えに従って東北 2 号と称する物を原型のまま
求めて、炭火で炙り刻んで用いていた。東北 2 号甘草は外皮は明るい
茶色で、中は黄色、切口は菊花状で粗雑な感じであった。コストは他に
較べて 2 割ほど高かったが安心して使えた。急性病には 10 ～ 12g/ 日、
慢性病でも 6g/ 日を用いてもなんら問題はなかった。最近入ってくる
甘草は指示通りに炙して用いても、2.5g/ 日以上は不安で用いられない。
従って甘草の薬能に充分な期待を寄せることは難しくなっている。仲景
先生もさぞかしお嘆きになっていることであろう。

第一章●きぐすりの世界

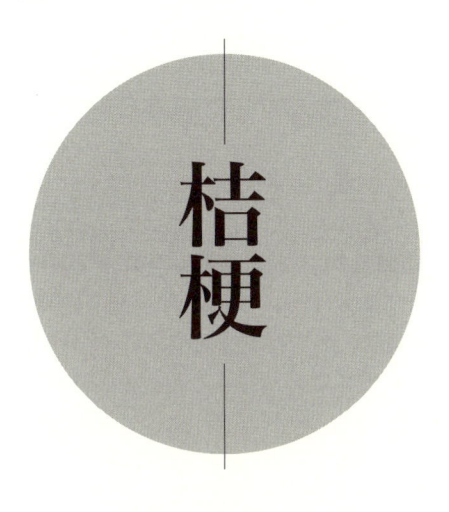

桔梗

上焦の肺熱を瀉し、
咽痛を治し、
膿を排する。

桔梗湯
　咽痛 ── ［**桔梗・甘草**］　→　甘草 *p.36*

排膿散及湯
　〈金〉諸瘡膿血、胸腹拘急シ、或ハ粘痰ヲ吐シ、或ハ便膿血ノ者

── ［**桔梗・甘草**］［**枳実・桔梗**］
　＊東洞先生は排膿湯と排膿散を合して敗膿散及湯と名づけ、諸瘡癩を治している。

●キキョウの根

品考：肥大し充実したえぐみの強いもの。
成分：トリテルペンサポニン─プラチコジン A,C,D

　＊夏の土用の雨の降らない日に掘り起こし、水洗いし、そのまま曝乾し、

40

皮を去らずに用いる。

　桔梗の腫痛を和らげ、化膿を防ぎ排膿する効は大きい。のどが焼くように腫痛し実証の者は葛根湯加桔梗。欬して臭痰膿血する者は麻杏甘石湯加桔梗。咽喉腫痛し声が出ない者には半夏散及湯加桔梗などがある。

雑話：桔梗は胃にもたれるので 2.0g/ 日が限度と云われるが、吾が薬草園の
　　　キキョウに限ってその懸念はない。

第一章●きぐすりの世界

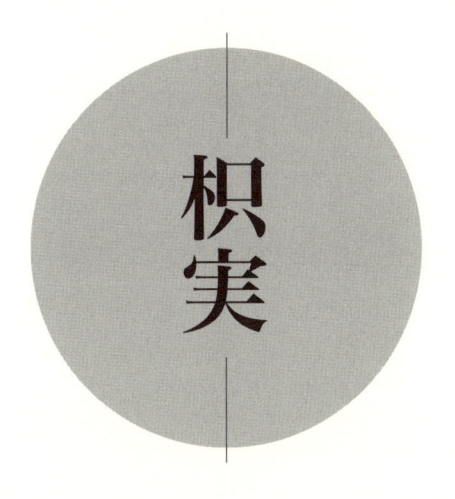

枳実

胸郭内に鬱積している気を破り水をめぐらせて
気滞を通じ、
心下痞鞕、不食、腹満便秘等を治す。

大柴胡湯

　心下急、鬱々微煩ス ── ［**枳実・芍薬**］ → 　柴胡 *p.72*

四逆散

　四逆、或ハ腹中痛 ── ［**枳実・芍薬**］ → 　柴胡 *p.72*

茯苓飲

● 胃部にガスや水が充満し ［枳実・朮］［橘皮・生姜］
　食進まない者 ［人参・生姜］。

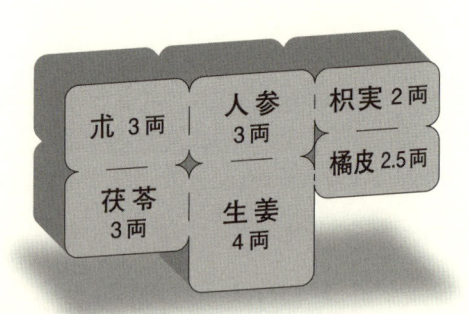

心胸中ニ停痰、宿水有リ、自ラ水ヲ吐出シ、後、心胸間ニ虚気満チ、
食スル能ワズ。(金／痰飲欬嗽病篇附方)

＊半夏を加えて更に効あり ── ［生姜・半夏］

小承気湯

大便不通 ── ［枳実・厚朴］ → 大黄 *p.113*

大承気湯

腹満シテ喘 ── ［枳実・厚朴］ → 大黄 *p.113*

麻子仁丸

小便数、大便即チ堅 ── ［枳実・大黄］ → 大黄 *p.113*

●ダイダイ又はナツミカンの未熟果実をそのまま、
　又は半分に横切して乾燥したもの

品考：芳香性で果皮が厚く、苦味のあるもの。

第一章●きぐすりの世界

成分：モノテルペン（精油）―リモネン。フラボノイド―ヘスペリジン、ナリ
　　　ンギン。アルカロイド―シネフリン
雑話：盗人防止の意味を含めて附属薬草園の周囲に植えたカラタチの未熟果
　　　を、6月中旬頃に曝乾くすると、大きさは碁石位で、カチカチに固くなっ
　　　て肉は外にそり反り皮部の厚い褐色の枳実ができあがる。カラタチのじ
　　　くじくした果汁がよくぞ乾いて、肉は茶褐色、特異な香りがあり味は苦
　　　いものとなる。これぞ枳実かと満足して、一年も経つと色あせて苦味が
　　　薄くなり使用に耐えなくなる。漢産の枳実には敵わないようである。果
　　　実が熟した枳殻は別物である。

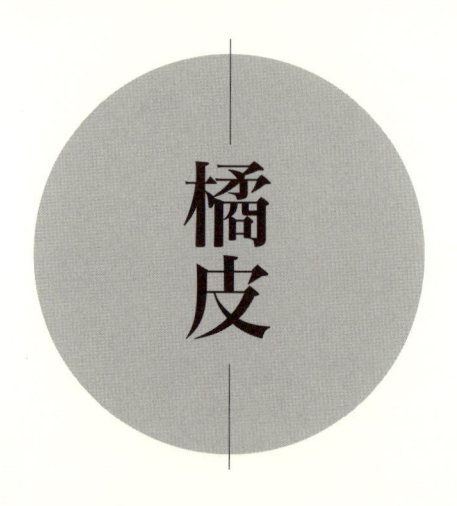

橘皮

心胸中の気をめぐらし、停滞した水飲を除き、
胸痺、不食、厥冷、噦を治す。

橘枳姜湯

● 胸の奥がつかえているようで苦しく、押さえられているようでせつなく
[**橘皮・生姜**]、呼吸促迫し、或は欬し、或は吃逆する者。

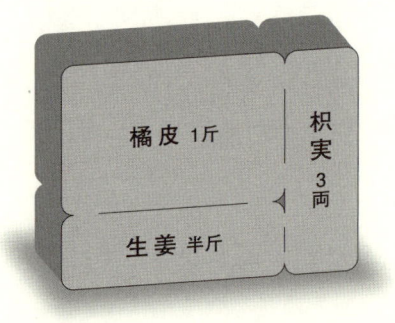

橘皮 1斤

生姜 半斤

枳実 3両

胸痺、胸中気塞ガリ、短気ス。（金/胸痺心痛短気病）

＊本方は呼吸器系に作用し、同じ条文中の茯苓杏仁甘草湯は循環器系
に作用する。

第一章●きぐすりの世界

茯苓飲

心胸間ニ虚気満チ食スル能ワズ ── ［枳実・朮］ → 枳実 *p.42*

橘皮湯

〈金〉乾嘔シ、噦シ、若シクハ手足厥冷スル者 ── ［橘皮・生姜］

橘皮竹筎湯

● 逆気を降し［**橘皮・竹筎**］［**橘皮・生姜**］、
胃気の虚乏を補い［**生姜・人参**］、
頑固な噦逆を治す。

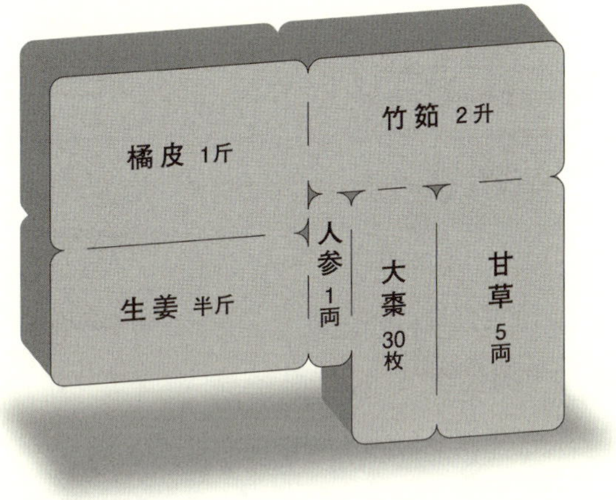

噦逆ノ者。（金 / 嘔吐噦下利病）

橘皮

●ミカンの果皮

品考：黄色を呈し、肌の細かい、苦味があり、香りのよいもの。

成分：モノテルペン（精油）―リモネン。フラボノイド―ヘスペリジン、ナリ
　　　ンギン、ノピレチン。アルカロイド―シネフリン

　＊橘皮は後世になって六陳八新の分類の中に組み込まれて、橘皮は古いもの
がよいとするのは間違いである。新鮮で香り強く、その気が烈しいものなけれ
ばどうして気をめぐらすことができようか。陳皮の陳はもと青皮に対して言っ
たものであろう。たとえば陳人の陳のようで熟成の義で旧古の意味ではない。

雑話：うちの薬草園の日当りのよい土手ぎわに数本の白輪柑子みかんの木があ
　　　る。みかんが色づいて医者が青くなる頃に、畑からいただいて、中の白
　　　いカスを除き秋の陽に当てて乾燥すると色、香り、苦味が充実した橘皮
　　　ができあがり、またよく効いてくれる。
　　　白輪柑子は関東以西ならどこでも育つ。庭に一本植えておいて、橘窓書
　　　影なる漢方ロマンの世界に浸るのもよし、初夏の頃ならハナタチバナの
　　　香りを聞きながら新茶を楽しむのもよい。秋ともなれば、橘皮を取った
　　　あとのミカンジュースもこれまたうまい。

47

第一章●きぐすりの世界

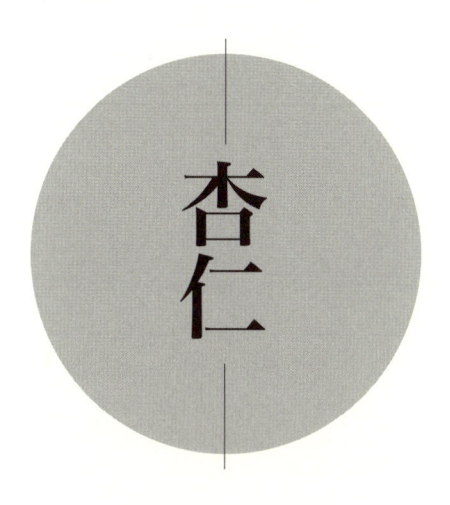

杏仁

胸部に停滞し上表に迫る裏水を下降し、
喘・短気を治し、
また滋潤の能もある。

桂枝加厚朴杏仁湯
　微喘 ── ［**厚朴・杏仁**］ → 　厚朴 *p.65*

麻黄湯
　汗無クシテ喘ス ── ［**麻黄・杏仁**］ → 　麻黄 *p.187*

麻杏甘石湯
　汗出デテ喘 ── ［**麻黄・石膏**］［**麻黄・杏仁**］ → 　麻黄 *p.187*

茯苓杏仁甘草湯
　短気 ── ［**茯苓・杏仁**］ → 　茯苓 *p.156*

麻子仁丸
　胃気強ク、大便堅 ── ［**麻子仁・杏仁**］

48

●アンズの種子

品考：上端が尖って尾端の丸い、心臓形をなし、肥厚して仁の白い大粒のもの。
成分：青酸配糖体—アミグダリン。酵素—エムルシン。脂肪油

　＊杏仁は丸味を帯びて皺があり、桃仁は偏平で大きく皮は比較的つるつるしている。杏仁は色がうすく、桃仁は濃い。皮がむけやすいのが桃仁、杏仁は皮が肉にしっかりと付いている。噛んで油っぽいのが桃仁、噛んで苦く香りのあるのは杏仁。アミグダリンの含有量は杏仁に多く、桃仁の二倍ある。

第一章●きぐすりの世界

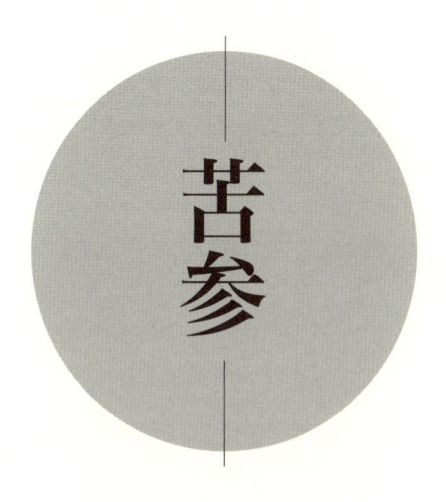

血を瀉し伏熱を除き煩熱を治す。

三物黄芩湯
　四肢煩熱ニ苦シム　──　[**黄芩・苦参**]　→　黄芩　*p.10*

●クララの根

品考：内部濃黄色で、充実し、極めて苦いもの。
成分：アルカロイド─マトリン、アロストリン

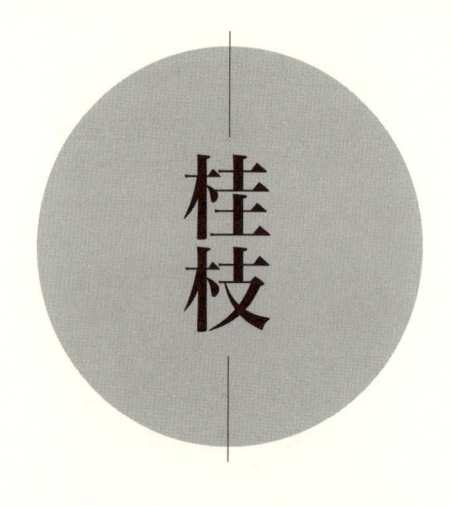

桂枝

肌表の気を発散し、
気血の運行を潤沢ならしめ、
上衝、頭痛、煩、悸、頭眩、悪風、発熱、汗の異常、
身体疼痛、麻痺、腹痛、経水の変等を治す。

桂枝加桂湯
〈傷〉奔豚。気少腹ヨリ心ニ上衝スル者 ── ［**桂枝・甘草**］

第一章●きぐすりの世界

苓桂甘棗湯

● 臍下の動悸が発作性に胸に突きあげる ［桂枝・茯苓］［大棗・甘草］
奔豚を治め、
腹拘攣、尿不利、頭痛、めまいする者。

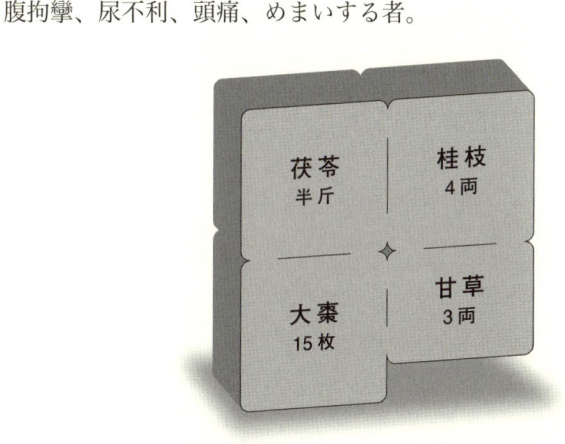

臍下悸シ、奔豚ト作ラント欲ス。（傷／太陽病中）（金／奔豚気病）

桂枝湯

頭痛 ── ［桂枝・甘草］ → 桂枝 *p.51*

麻黄湯

頭痛 ── ［桂枝・甘草］ → 麻黄 *p.187*

桂枝去芍薬湯

〈傷〉脈促ニ、胸満スル者 ── 去芍薬 ［桂枝・甘草］

気胸中に満するときは芍薬を去る。「胸苦しいか？」と聞いてみるとよい。

桂枝甘草竜骨牡蛎湯

〈傷〉煩躁スル者 ── ［桂枝・甘草］［竜骨・牡蛎］

臍上悸甚だしく心悸亢進。

桂枝

桂枝去芍薬加蜀漆竜骨牡蛎救逆湯

〈傷〉驚狂シ、起臥安カラザル者 ── 去芍薬 ［**桂枝・甘草**］［**蜀漆・牡蛎**］
＊逆上感強く、驚き狂おしく煩躁。

桂枝加竜骨牡蛎湯

● 失精、夢交し［**桂枝・竜骨**］、
　下腹部がひきつり、陰頭冷えて、目眩し、或は髪落ち、臍上悸甚だしい者
　［**竜骨・牡蛎**］。

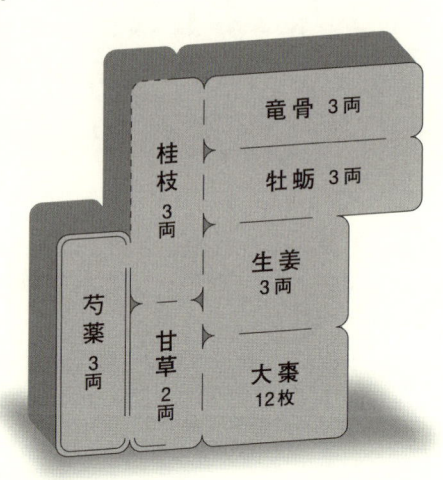

少腹弦急シ、陰頭冷エ、目眩シ、髪落チ、男子失精、女子夢交。

(金 / 血痺虚労病)

＊性的神経症、逆上感、臍上悸。

柴胡桂枝乾姜湯

心煩 ── ［**桂枝・甘草**］ → 柴胡 *p.72*

桂枝甘草湯

〈傷〉心下悸シ、按ズルヲ得ント欲スル者 ── ［**桂枝・甘草**］

53

第一章●きぐすりの世界

苓桂朮甘湯

● 胃部に停滞する水飲［**茯苓・朮**］と、
気の上衝［**桂枝・甘草**］によって、
小便不利し、みずおちが痞え、体動時に頭眩し、
或は心悸亢進を発する者［**桂枝・茯苓**］。

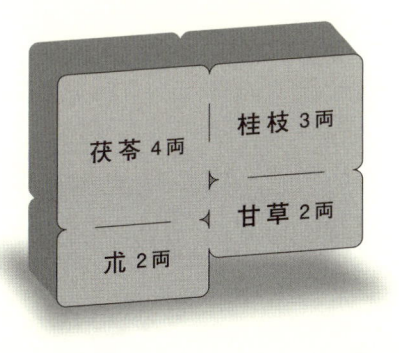

傷寒、若シクハ吐シ、若シクハ下シテ後、心下逆満シ、気胸ニ上衝シ、
起テバ則チ頭眩ス。脈沈緊、汗ヲ発スレバ則チ経ヲ動カシ、身振振ト
シテ揺カサルル者。（傷／太陽病中）

心下ニ痰飲有リ、胸脇支飲シ、目眩ス。（金／痰飲欬嗽病）

短気シ、微飲有リ、当ニ小便ヨリ之ヲ去ルベシ。（金／痰飲欬嗽病）

54

桂枝

桂枝湯

● 脈浮緩に汗ばむ傾向にあり、頭痛、発熱、悪寒し［**桂枝・甘草**］、
或は腹満、下利、身疼痛し［**芍薬・甘草**］、
体力は低下し闘病反応の減弱せるもの［**生姜・大棗**］。

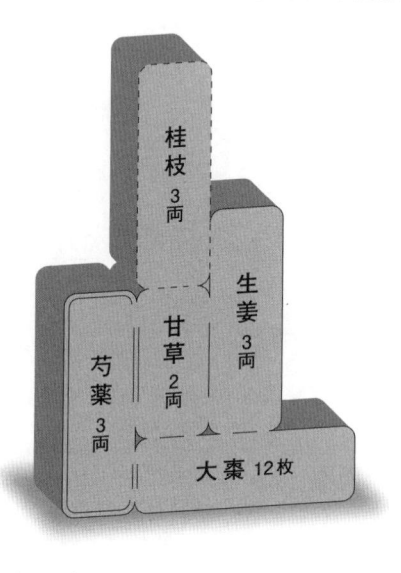

頭痛、発熱シ、汗出デ悪風。（傷 / 太陽病上）

桂枝ハ本解肌ト為ス。（傷 / 太陽病上）

太陰病、脈浮。（傷 / 太陰病）

下痢シ、腹腸満シ、身体疼痛。（金 / 嘔吐噦下利病）

葛根湯

汗無ク悪風 ── ［**桂枝・麻黄**］ → 麻黄 *p.187*

小青竜湯

発熱シテ欸 ── ［**桂枝・甘草**］ → 麻黄 *p.187*

麻黄湯

頭痛、発熱 ── ［**桂枝・麻黄**］ → 麻黄 *p.187*

55

第一章●きぐすりの世界

桂枝麻黄各半湯

● こじれて暑がることの多い太陽病の合いの子［**桂枝湯合麻黄湯**］を解し、
のどチク、頭痛発熱、皮膚のかゆみ等を治し、
また犬の遠吠えのような咳［**麻黄・杏仁**］を治す。

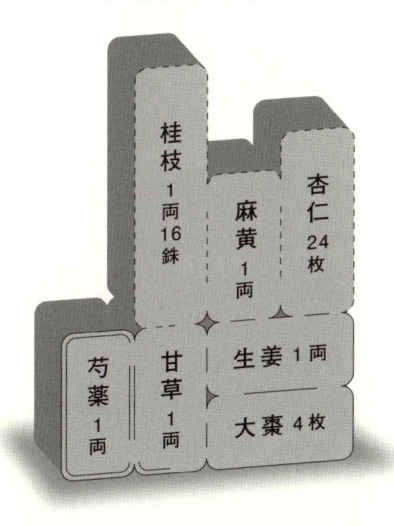

太陽病、八九日、瘧状ノ如ク、発熱悪寒シ、熱多ク寒少ナク、一日二
三度発シ、面ニ熱色有リ。（傷/太陽病上）

56

桂枝

桂枝二越婢一湯

● こじれて暑がることの多い太陽病の合いの子で熱が筋骨に鬱し
[**桂枝湯 2・越婢湯 1**]、
汗、渇、尿利異常、身痛など水分の代謝異常のある者
[**甘草・麻黄**][**石膏・麻黄**]。

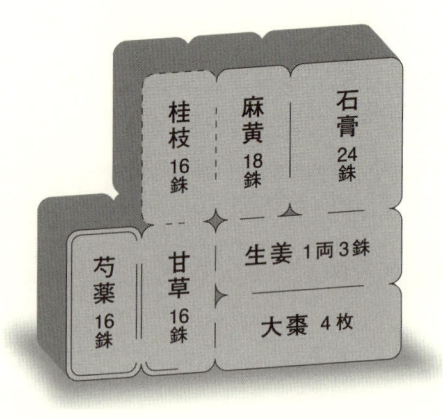

桂枝 16銖
麻黄 18銖
石膏 24銖
芍薬 16銖
甘草 16銖
生姜 1両3銖
大棗 4枚

太陽病、発熱悪寒シ、熱多ク寒少ナシ。（傷 / 太陽病上）

桂枝加黄耆湯

〈金〉黄汗ノ痰、腰ヨリ以上必ズ汗出デ、身疼重、煩躁シ、小便不利

——［**桂枝・黄耆**］

＊表皮に異常な水気が停滞して、皮膚の抵抗力の衰えた者。

五苓散

汗出デテ渇ス —— ［**桂枝・猪苓**］ → 猪苓 *p.128*

桂枝加附子湯

四肢微急 —— ［**桂枝・附子**］ → 附子 *p.162*

桂枝附子湯

身体疼煩 —— ［**桂枝・附子**］［**甘草・附子**］ → 附子 *p.162*

第一章●きぐすりの世界

甘草附子湯

骨節煩疼 —— ［桂枝・附子］［朮・附子］ → 附子 *p.162*

桂枝芍薬知母湯

諸肢節疼痛、身体尪羸 —— ［桂枝・附子］ → 附子 *p.162*

八味丸

脚気上ッテ少腹ニ入リ不仁 —— ［桂枝・附子］ → 地黄 *p.86*

黄耆桂枝五物湯

〈金〉身体不仁シ、風痺ノ状ノ如シ —— ［桂枝・黄耆］

小建中湯

腹中急病 —— ［桂枝・芍薬］ → 膠飴 *p.59*

桂枝茯苓丸

癥痼 —— ［桂枝・茯苓］ → 桃仁 *p.137*

桃核承気湯

狂ノ如シ —— ［桂枝・甘草］ → 桃仁 *p.137*

●桂樹の樹皮または周皮

品考：香気豊かで、辛味強く、甘味を帯びたもの。

成分：精油—ケイアルデヒド

雑話：現在、生薬が不足し、値は高騰するなかで桂枝だけが安定供給されているのは有難い。

八味丸、桂枝茯苓丸、五苓散など、効力を序序に発する製剤では成分含有量の多い桂枝を用いたほうがよいように考えられる。

苓桂朮甘湯証に精油成分の多い桂枝を用いると、反ってのぼせて困ることがある。東洞先生が応鐘散（苓黄散、川芎・大黄）を作ったきっかけは、このものせにヒントを得て、血中の気薬である川芎で、のぼせる気を引き下げて、大黄で処理するとお考えになったのかも知れない。

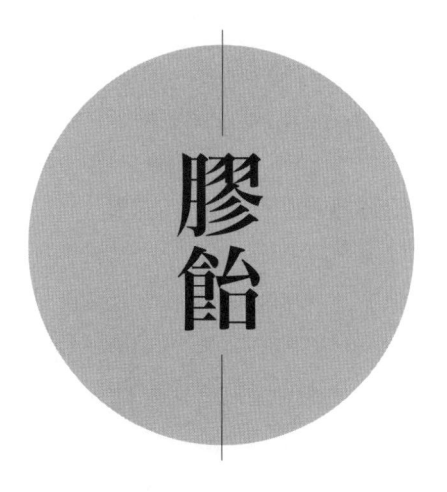

膠飴

胃の働きを扶け、
腹中の血脈を通わせ、
消化機能の衰えを建てなおして腹中痛を治す。

第一章●きぐすりの世界

小建中湯

● 貧血気味の顔色で、疲れ易く、腹壁は薄く、
　腹直筋は全長に亘って緊張し［**芍薬・甘草**］、
　腹は拘攣して痛み［**膠飴・甘草**］［**桂枝・芍薬**］、
　或は煩悸し［**桂枝・甘草**］、
　手足煩熱し、口乾く者。

腹中急痛。（傷 / 太陽病中）

心中悸シテ煩。（傷 / 太陽病中）

虚労、裏急シ、悸シテ衄シ、
腹中痛ミ、夢ニ失精シ、四肢
疲痛シ、手足煩熱シ、咽乾キ
口燥ク。（金 / 血痺虚労病）

黄、小便自利。（金 / 黄疸病）

腹中痛。（金 / 婦人病）

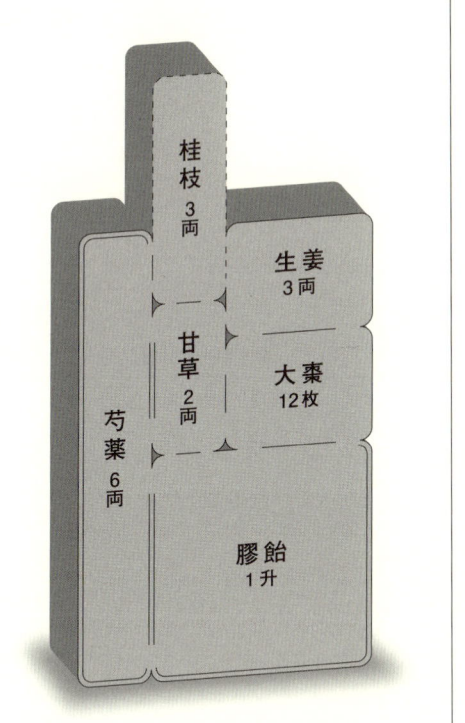

大建中湯

心胸中大寒痛 ── ［**蜀椒・乾姜**］［**膠飴・人参**］ → 蜀椒 *p.102*

60

膠飴

●もち米を麦芽で糖化した汁飴。湿軟で色は琥珀色

成分：麦芽糖、デキストリン

＊膠飴の薬能は甘草、蜜に類するが、腹中の凝血を和潤する力は優れている。

＊膠飴を作ってみよう：もち米 15kgをふかして微温湯に入れ、それに麦芽1.5升を合わせて、人肌の温度で約 48 時間放置し、充分に糖化したものを布漉しして（遠心分離器が便利）、ほぼ二昼夜かけて丹念に煮つめる。

雑話：小建中湯に膠飴がなければ桂枝加芍薬湯である。膠飴があって初めて小、大建中湯となる。私は古老に教わって昔ながらの水あめ造りを行っている。一回に用いる糯米は 60kg（但し玄米は効率がよくない）。麦芽は大麦を一晩かけてお風呂の残り湯に浸しておけばぞっくりと芽が出る。それを乾燥すればよいのだが、時には芽が出ない大麦がある。収穫時に熱風で強制乾燥したものであろう。結局は秋に種を蒔いて麦踏みをすることにもなる。造る時は冬（製剤はすべて寒造りがよい。光熱費は別途計算）。夜間火の番をしている主人の居眠りにも注意。

恩師・藤平健先生は、胃潰瘍のほぼ全てを小建中湯で治した、と云う。また大建中湯の頭足有リテ上下する特異な腹候をモクモクと表現された名付け親でもある。

私も師匠に倣って小建中湯をよく用いる。自家製水あめ入りの小建中湯はよく効いてくれる。私の場合、虚労は柴胡桂枝湯と思いきやすぐさま裏急の小建中湯証に移行してしまう。長男の幼児期の脱腸に本方とヘルニヤバンド、そのまた長男は慣れない東京暮しのストレスに本方、別な方の体操熱心な孫の鼻血にも本方。どうも小建中湯証は男子に多いようである。

宇津木昆台は云う。近来の医家は小建中湯の俗名を知る所なるを以て、虚憊羸弱の者と雖も、敢えて之を用いず、補中益気の名に眩惑されて、其の部類の方を投じ、暗投漫処して以て得たりとする者少なからず。是当に請究すべき所以なり。識者これを審にせよ、と。

また云う。大建中湯方中の蜀椒、乾姜、人参の三味は、陽気を復し、厥寒を温散にする功有りと雖も、膠飴無きときは腹中并に心胸の凝血を和すること能わず。此れ大建中湯症、小建中湯よりも衰乏寒凝の甚だしき

61

第一章●きぐすりの世界

を観るべし。世医小建中湯に膠飴を用ゆることを知れども、大建中湯の膠飴の専ら主る所を知らざる者多し。按ずるに外台に小品方を引いて附子粳米湯（附子、粳米、半夏、大棗、甘草）に蜀椒・乾姜を加えて解急蜀椒湯と名づく。此れ大建中湯の蜀椒・乾姜の二味を附子粳米湯に合したる者也。然れども膠飴なきときは其功全たからず。余毎に附子粳米湯に蜀椒・乾姜・膠飴を加えて、寒気、腹中痛み、心胸中に搶逆し、手も触れ近づくべからざるを治すこと数回、学者当に膠飴を得て建中の名あるを察すべし。

私は大建中湯と附子粳米湯を全量合方して用いている。膠飴の功もさることながら、附子粳米湯方中の半夏と大建中湯方中の乾姜が組んで、乾姜・半夏の方意を生じて嘔吐、飲食する能わずの症を治すること、目を見張るものがある。ヒトの体は脾胃を建立すれば生命力は漲るものである。私はこの二方合方によって胃腸疾患に限らず、気管支喘息や膠原病に至るまで治した経験がある。

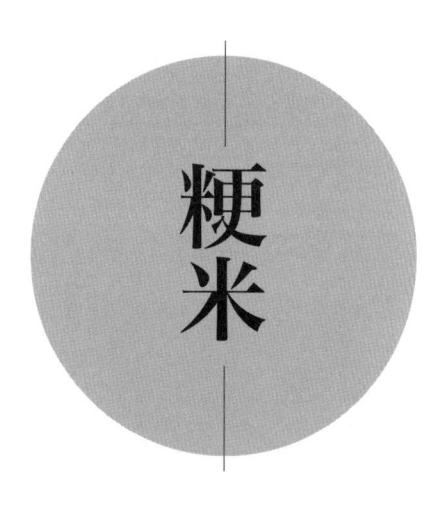

粳米

胃を和し、消化機能を整え、
虚乏した津液を補う。

白虎湯
煩渇 ―― ［**石膏・粳米**］ → 石膏 *p.106*

竹葉石膏湯
虚羸、少気 ―― ［**麦門冬・粳米**］ → 麦門冬 *p.147*

麦門冬湯
大逆上気、咽喉不利 ―― ［**麦門冬・粳米**］ → 麦門冬 *p.147*

附子粳米湯
腹中雷鳴切痛、嘔吐 ―― ［**附子・粳米**］ → 附子 *p.162*

桃花湯
下利止マズ膿血スル者 ―― ［**赤石脂・粳米**］

●ウルシネ（粳稲）の果物にして、その精白せざる物。玄米

成分：デンプン、タンパク質、ビタミンＢ

63

第一章●きぐすりの世界

雑話：米は宇宙第一の最上至極の良物。之を得るときは則ち生き、之を失する
　　　ときは則ち死す。一日も欠くべからざる物なり。
　　　桂枝湯の方後に云う熱稀粥はよく人の性を養うが、禁生冷粘滑の如く、
　　　妄に食すべからざる物である。一旦病は癒えても、この禁忌を守らざれ
　　　ば必ず害あり。

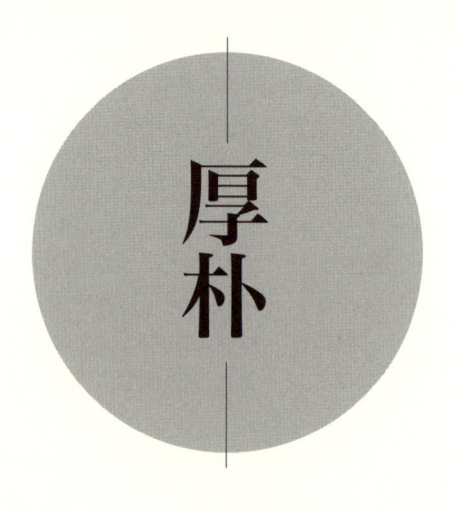

気を下し、痞満を散じ、
喘、胸腹満を治す。

桂枝加厚朴杏仁湯
〈傷〉微喘スル者ハ、表未ダ解セザルナリ　──　［**厚朴・杏仁**］

半夏厚朴湯
咽中炙臠。胸満シテ心下堅　──　［**半夏・厚朴**］　→　半夏 *p.149*

厚朴生姜半夏甘草人参湯
腹脹満　──　［**半夏・厚朴**］　→　半夏 *p.149*

麻子仁丸
胃気強ク、小便数、大便則チ堅　──　［**枳実・厚朴**］　→　大黄 *p.113*

小承気湯
腹大満シテ通ゼズ　──　［**枳実・厚朴**］　→　大黄 *p.113*

厚朴三物湯
痛ンデ閉ザス　──　［**枳実・厚朴**］　→　大黄 *p.113*

大承気湯
腹満シテ喘　──　［**枳実・厚朴**］　→　大黄 *p.113*

65

第一章●きぐすりの世界

●ホウノキの樹皮

成分：外部は栗色で皮厚く、内面は縦紋のある濃紫色。質は緻密で爪をかける
　　　ともろくくずれる。香りあり、少しく苦い。以前は星状の結晶を見たと
　　　あるが、今はない。
成分：セスキテルベン（精油）、リグナン、イソキノリンアルカロイド
雑話：うちの山にもホウノキがある。皮は薄く、香り少なくホウ葉焼きか、朴
　　　歯下駄にはなるか。和厚朴と称される生薬は九州あたりの南国のもので
　　　あろう。中国産のホウノキは葉先が凹状で区別はつく。

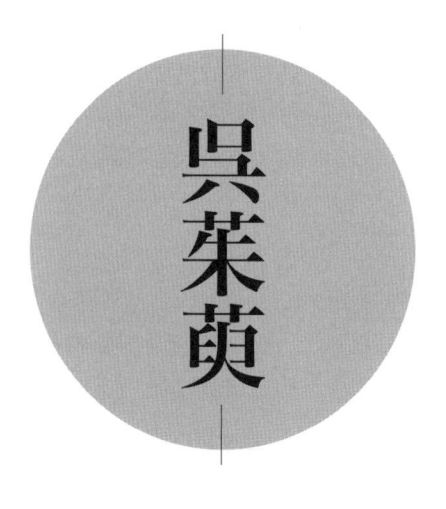

呉茱萸

脾胃の気と水を温散下降し、
寒を散じ、また久寒を温める。

呉茱萸湯

● 手足冷たく激しい頭痛に苦しみ［**呉茱萸・生姜**］、
心下部が張り嘔吐し、また噦する胃の弱い者［**人参・大棗**］。

穀ヲ食シテ吐セント欲ス。（傷 / 陽明病）

吐利シ、手足厥冷シ、煩躁シ死セント
欲ス。（傷 / 少陰病）

乾嘔シテ涎沫ヲ吐シ、頭痛ス。
（傷 / 厥陰病）

嘔シテ胸満ス。（金 / 嘔吐噦下利病）

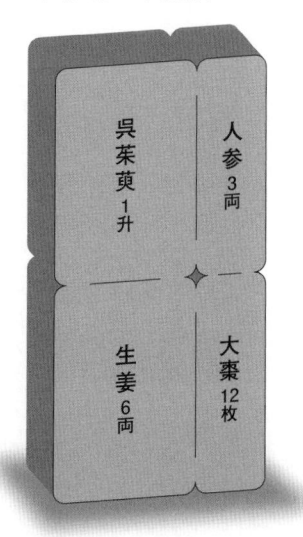

第一章●きぐすりの世界

当帰四逆加呉茱萸生姜湯
　手足厥寒、内ニ久寒有リ　──　［**呉茱萸・生姜**］［**当帰・大棗**］　→　当帰 _p.131_

●ゴシュユの果実

品考：粒の小さい、黒色を呈する辛味つよく、苦いもの。
成分：インドールアルカロイド─エボジアミン、ルテカルピン。苦味成分─変
　　　形トリテルペン─リモニン

　＊胃腸を温める作用は呉茱萸に優るものはない。呉茱萸は胃部、腹部、婦
人臓器の毛細血管の緊張を除く作用もある。

68

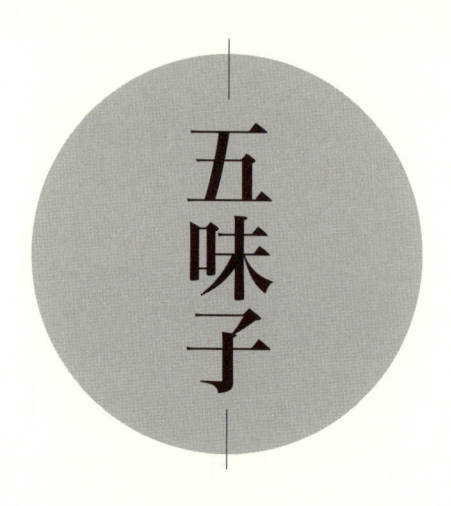

五味子

温めて、潤して、
欬、冒を治す。

小青竜湯

　発熱シテ欬　──　［**細辛・五味子**］　→　麻黄　*p.187*

第一章 ● きぐすりの世界

苓桂味甘湯

● 気力に乏しく熱候なく、多唾口燥し［**五味子・桂枝**］、
四肢冷え、頭冒し、尿不利し、沈む夕陽に似た赤い顔色の者
［**桂枝・甘草**］。

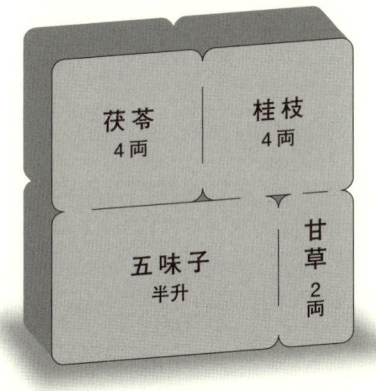

茯苓
4両

桂枝
4両

五味子
半升

甘草
2両

多唾口燥シ、手足厥逆シ、気胸咽ヲ衝キ、其ノ面翕然トシテ酔状ノ如ク、
小便難ニ、時ニ冒ス。（金 / 痰飲欬嗽病）

●チョウセンゴミシの果実

品考：表面に皺紋があって、紫黒色を呈する大粒のもの。
成分：リグナン、モノテルペン（精油）、セスキテルペン、有機酸

　＊五味子の皮は甘く、酸く、核中（種子）は辛く苦い。全体に鹹味があり、
これ則ち五味子の名ある所以である。
　杏仁もまた喘を治すが、これは上表に迫る裏水をよく下降する能がある故
で、滋潤して水気を通じる効は五味子に似ている。また潤して欬を治す麦門
冬には収斂作用はないが、清熱止渇作用は強い。

70

五味子

雑話：表軽井沢の鬼押出のあたりにチョウセンゴミンが群生している。9月下
旬から 10 月初旬にとるとよい、と先輩に教えられている。志のある方
は是非。
　　　軽井沢にある藤平健先生の別宅でいただいた五味子酒は、上野駅に着い
てもまだ覚めず車掌さんにゆすられても気づかずに過ごした効力があっ
たことを今でも覚えている。

第一章 ● きぐすりの世界

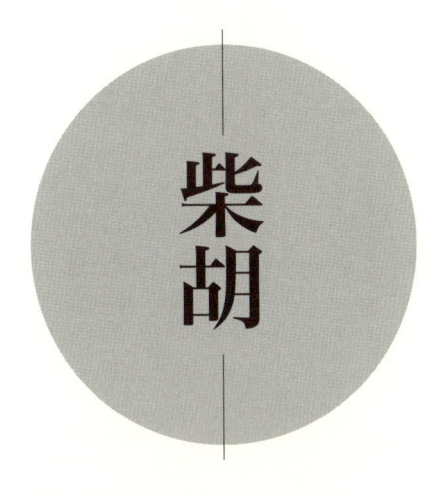

柴胡

胸脇部に鬱積する気熱を和し、
胸脇苦満、往来寒熱、心煩、経水の異常等を治す、
少陽部位の主薬。

小柴胡湯

● 胸脇苦満、往来寒熱し［**柴胡・黄芩**］、
　心下痞鞕し［**黄芩・人参**］、
　食進まず或は嘔し［**生姜・半夏**］、
　心煩し［**柴胡・甘草**］、
　頸項が強ばり、或は耳聾、或は月経の異常等を黙して奪い、和解する。

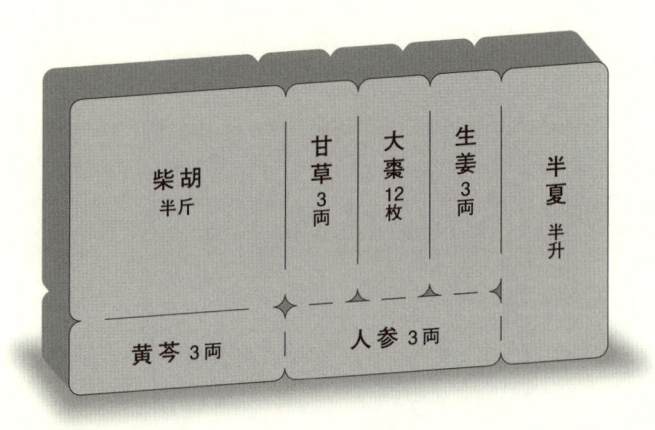

傷寒、中風、往来寒熱シ、胸脇苦満シ、黙黙トシテ飲食ヲ欲セズ、心煩シ、喜嘔ス。（傷 / 太陽病中）

傷寒四五日、身熱悪風シ、頸項強バリ、脇下満チ、手足温ニシテ渇ス。
（傷 / 太陽病中）

婦人ノ中風、七八日続イテ寒熱ヲ得、発作時有リ、経水 適 断ツ。
（傷 / 太陽病下）

諸黄、腹痛シテ嘔スル者。（金 / 黄疸病）

第一章●きぐすりの世界

柴胡桂枝乾姜湯

● ひどく疲れた柴胡の証で［**柴胡・黄芩**］［**甘草・乾姜**］、
精神困乏し［**柴胡・甘草**］、
胸腹に動有り［**桂枝・牡蛎**］、
上逆して頭汗出で［**桂枝・甘草**］、
津液欠乏し、渇して小便不利し［**栝呂根・牡蛎**］、
また往来寒熱する者。

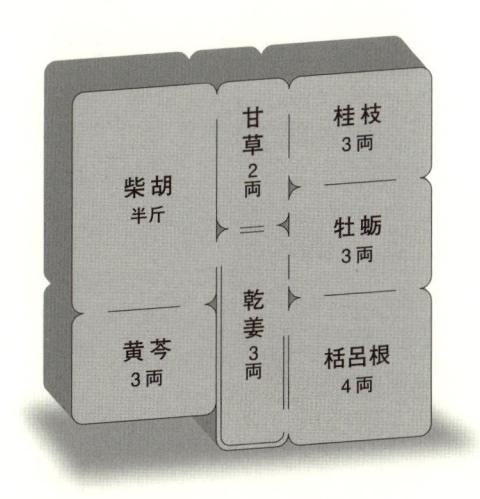

傷寒、已ニ発汗シ、復タ之ヲ下シ、胸脇満微結シ、小便不利、渇シテ嘔セズ、但ダ頭汗出デ、往来寒熱シ、心煩ス。（傷 / 太陽病下）

瘧、寒多クシテ微シク熱有リ、或ハ但ダ寒シテ熱セズ。（金 / 瘧病）

柴胡

柴胡桂枝湯

● 気分がすぐれず食進まず、頭痛寒けなどのとれない者
　［小柴胡湯］［桂枝湯］。
　慢性症では汗、のぼせ、胸脇苦満、肩こり、上腹部痛、倦怠感などが
　あり、神経質の者。

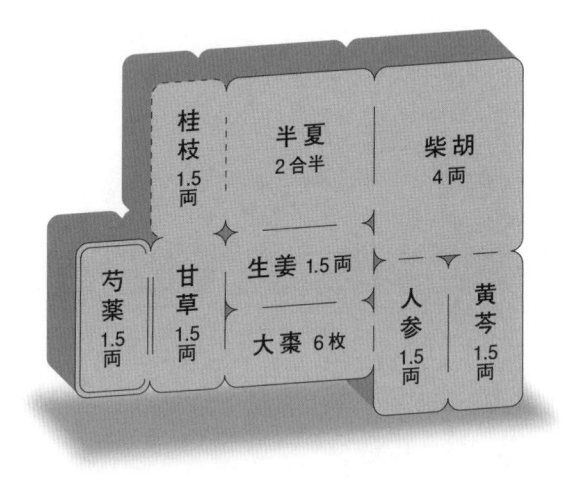

傷寒六七日、発熱シ微悪寒シ、支節煩疼シ、微嘔シ、心下支結シテ外
証未ダ去ラズ。（傷 / 太陽病下）
心腹卒ニ痛ム者。（金 / 腹満寒疝宿食病附方）

第一章●きぐすりの世界

大柴胡湯

● 胸脇心下部の鬱塞緊張著しく［**柴胡・黄芩**］［**黄芩・半夏**］、
　往来寒熱し、煩し［**柴胡・枳実**］、
　悪心、嘔吐の激しい者［**生姜・半夏**］を、
　実満を除いて［**枳実・大黄**］、治す。

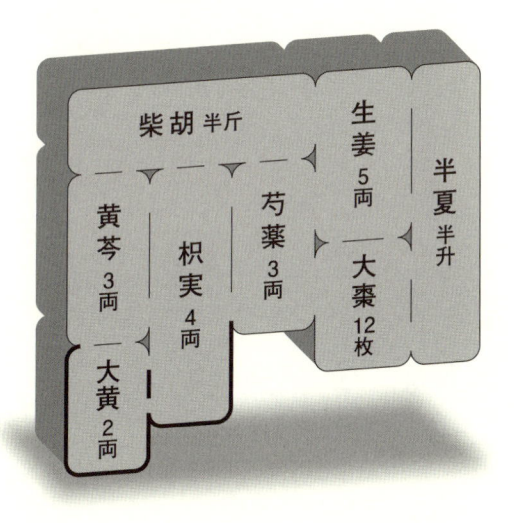

嘔止マズ、心下急、鬱々トシテ微煩ス。（傷/太陽病中）

熱結ボレテ裏ニ在リ、復ッテ往来寒熱ス。（傷/太陽病下）

発熱シ、汗出デテ解セズ、嘔吐シテ下利ス。（傷/太陽病下）

之ヲ按ジテ心下満痛ス。（金/腹満寒疝宿食病）

柴胡加竜骨牡蛎湯

● 胸脇苦満の度強く［**柴胡・黄芩**］、
五感の働きが病的に敏感となり煩悶驚悸し胸腹に動あり
［**桂枝・竜骨**］［**竜骨・牡蛎**］、
便秘傾向の者［**黄芩・大黄**］。

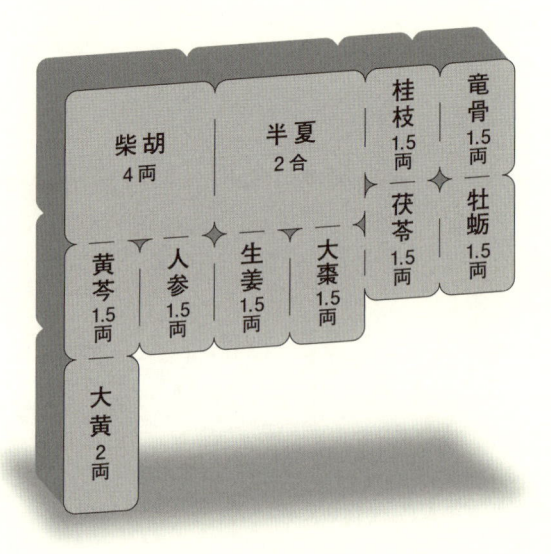

傷寒、之ヲ下シ、胸脇煩驚シ、小便利セズ、譫語シ、一身尽ク重ク、
転側ス可カラズ。（傷／太陽病中）

第一章●きぐすりの世界

四逆散

● 胸脇心下に気がつまって緊張し［**柴胡・枳実**］［**枳実・芍薬**］、
竹の字形の腹候を呈し［**芍薬・甘草**］、
抑鬱性の神経症状が強く［**柴胡・甘草**］、
貧血気味の顔色で手足冷え、或は手に汗を握り、
水邪が動揺して欬、悸、小便不利、腹中痛、泄利下重する者。

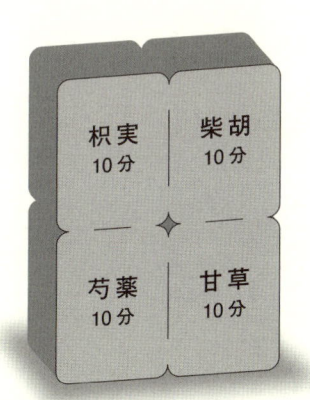

少陰病、四逆。其人或ハ欬シ、或ハ悸シ、或ハ小便不利シ、或ハ腹中痛ミ、或ハ泄利下重ス。（傷／少陰病）

●ミシマサイコの根

品考：鼠の尾のような形状で細長く、皮は黒褐色で、内部は淡褐色。味は苦く、香気があり、断面は変わり玉のようで茶色のアメ色。

成分：トリテルペンサポニン―サイコサポニン a,c,d,l

雑話：私が野生のミシマサイコを見つけたのは茨城・高萩市の海岸が北限であった。そのサイコをもっと北寄りの北茨城で栽培しようとするのだから話は簡単ではない。春一番が吹き去るのを待って砂にからんだ種子を置き軽く抑える。やがて芽を出すのは先ず雑草。おくれてサイコの芽。群がる雑草の中からサイコの芽を拾い出して残すのは容易ではない。こ

の仕事は秋まで続く。サイコは三島や九州の火山灰と相性がよいと見たので、有機質肥料に燐酸肥料を混ぜて与えると、結構うまく行って秋ともなれば、かげろうやサイコの花のうすぐもり（芭蕉）の風情となる。ここでもう一年我慢するとサイコの根の肌ざわり、香りは本当に熟して、これぞ胸脇苦満を治す柴胡かと思うように育つ。二年目の成分は下降するが薬草の効き目は成分だけではない。

秋の日、サイコの香りに包まれた掘り起こし作業は、若き日の無茶から傷ついた者の胸の病を癒やしてくれるかと思うほどにさわやかである。根を除いた残り物に火をつけると猛烈な黒煙をあげて燃える。消防署に叱られる前に浴剤にするとよく温まる。漢方同志のＳ君曰く、この油が胸脇で悪さを働く邪毒を洗い流すと。さもありなん。畑の隅の桃の実の、その仁は瘀血をとかして除いてくれるし、その木にからまるキカラスウリの仁の油は心臓の潤滑油ともなるのである。

第一章 ●きぐすりの世界

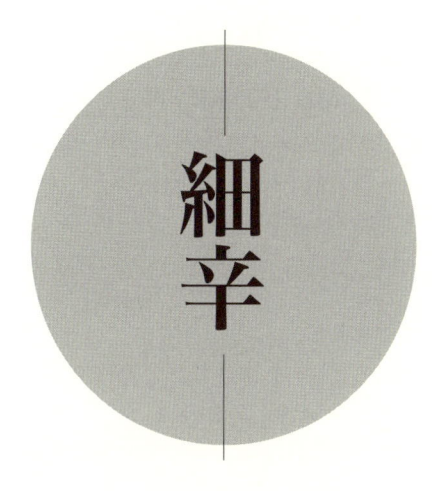

細辛

旧寒を温めて陽気を助け寒気を去り、
また欬を治す。

小青竜湯
　発熱シテ欬　──　［**麻黄・細辛**］［**細辛・乾姜**］　→　麻黄　*p.187*

麻黄附子細辛湯
　少陰病。反ッテ発熱（欬あり）　──　［**細辛・附子**］　→　麻黄　*p.187*

当帰四逆湯
　手足厥寒　──　［**当帰・細辛**］　→　当帰　*p.131*

大黄附子湯
　温薬ヲ以ッテ之ヲ下セ　──　［**附子・細辛**］［**大黄・附子**］　→　大黄　*p.113*

赤丸
　腹中寒気厥逆　──　［**烏頭・細辛**］　→　烏頭　*p.162*

●ウスバサイシンの根

品考：根は極めて細く、長さは 10 〜 15cm。外部淡褐色、破折面は白色で、
　　　味は至って辛く、恰も山椒を噛むようで、麻酔作用がある。年を経て
　　　辛味のぬけたものやお葉つきの細辛は不可。
成分：精油成分—メチルオイゲノール。リグナン—L-アサリニン。辛味成分—
　　　ペリトリン

　＊細辛の功は五味子に似ている。五味子は津液を生じ、枯燥を潤し、細辛
は陳寒を温めて陽気を助ける。両者合してよく欬を治す。
　細辛の味は附子に似る。新陳代謝賦活作用は附子のほうが強い。附子は陽
気を救い、細辛は陽気を助けるとも云えよう。両者合して虚寒を治す。細辛
の陳寒を温める功は大きい。宇津木昆台は防已黄耆湯証で寒ある者には附子
ではなく、細辛を用いよと云う。

第一章●きぐすりの世界

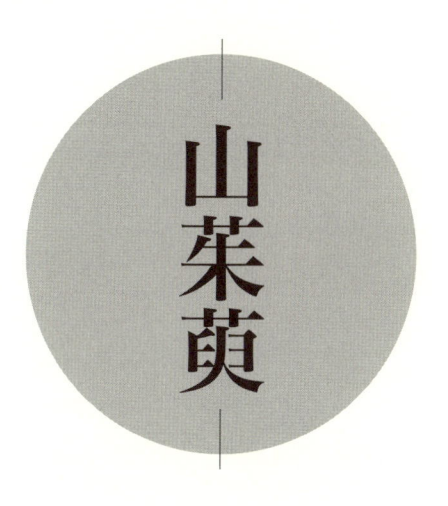

山茱萸

下焦を滋潤して精気を満たしめ、
尿利の異常を治す。

八味丸

　虚労、腰痛、少腹拘急シ、小便不利 ── ［**地黄・山茱萸**］ →　地黄 *p.86*

●サンシュユの果実

品考：色相は紫黒色で、酸味と渋味のある潤いのあるもの。
成分：イリドイド配糖体—セコイリドイド配糖体

　＊凡そ精気が体に充つるときは、体にある九ヶの穴はよく通じるようになる。
八味丸における山茱萸は精気を満たして小便をよく通じ、朮もまた小便の自利も
不利も治すが、朮は燥を主として中焦にゆき、山茱萸は潤を主として下焦にゆく。

雑話：サンシュユには春黄金花、秋は珊瑚の名があるように、まことに美し
　　　い樹である。大きく育つが一本は庭に植えておきたい。
　　　真赤な果実を乾燥して粉砕すれば、八味丸ファミリーの中では No.2
　　　に位する枢要な生薬となる。

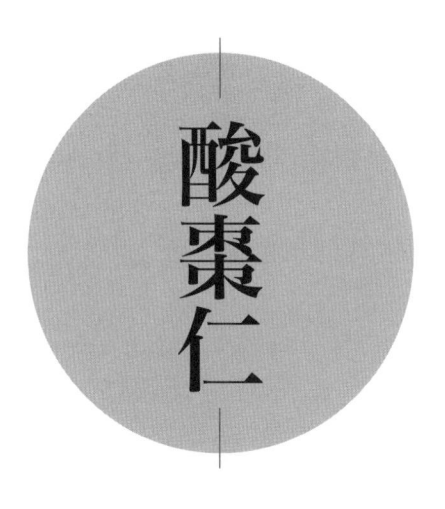

酸棗仁

血気を下降して虚煩を鎮め、
心を安らかにして不眠を治す。

酸棗湯

● 疲れきって心中苦悶し［**酸棗仁・川芎**］［**酸棗仁・茯苓**］、
煩して眠れない者［**酸棗仁・知母**］。

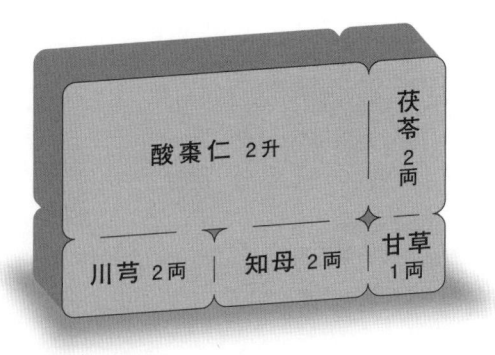

虚労、虚煩、眠ルコトヲ得ズ。（金/血痺虚労病）

第一章●きぐすりの世界

●サネブトナツメの種子

品考：赤色で肥大し充実せるもの。

成分：トリテルペンサポニン

　＊酸棗仁の効は大棗に類するが収斂の功がある。

　砕いて用いるか、或は香ばしい香りがでるまでよく焙って用いるがよい。

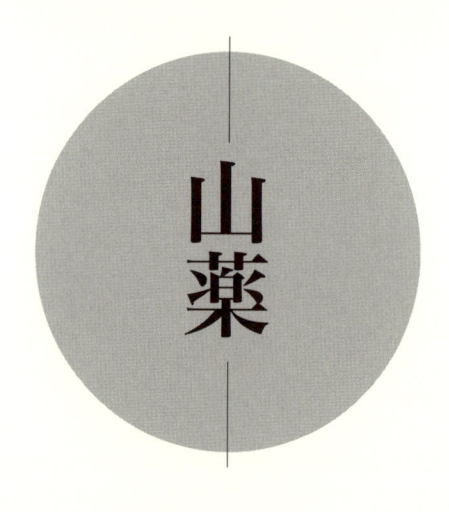

山薬

虚熱を清し、不足を補い、
腸胃を固める。

八味丸

虚労、腰痛シ、少腹拘急シ、小便不利 —— ［**山茱萸・山薬**］

● ヤマノイモ（山芋）又はジネンジョ（自然生）の根

品考：白色または類白色で、質は重く、粘気の強いもの。

成分：デンプン、糖、タンパク質

雑話：茨城北部の山地には自然薯が多い。万病回春に曰う、山薬は脾を理め、瀉を止め、胃を益し、中を補う。諸虚何ぞ怕れんや。の能書の通り、自然薯は冬の最高のご馳走である。またお中元のアワビと並んで、御歳暮としては高級贈答品であった。私は形のくずれた自然薯を買い集めて、水洗いし、乾燥して山薬として用いている。八味丸を造るときに八種類の生薬を混合し、規定の煉蜜を入れて一晩寝かし、翌日混合した原料が丁度耳たぶの軟らかさになるように温湯を注いで調整し丸剤にすると不思議なことに結合剤を必要としない。これもまた山薬の効果である。

第一章 ● きぐすりの世界

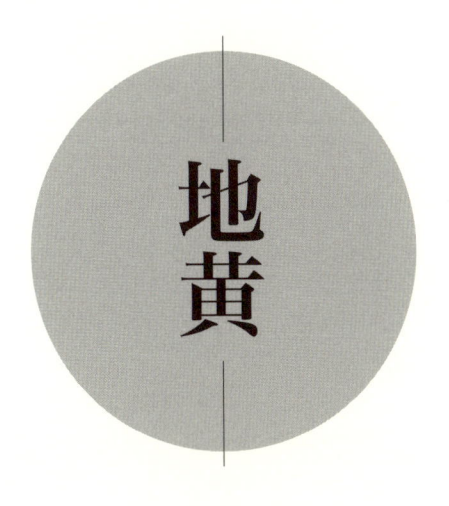

地黄

血熱を瀉し、
諸々の血逆を平にして、
心動悸、虚労、乾血、煩熱、下血等を治す。

炙甘草湯

● 疲れて心悸亢進する者［**桂枝去芍薬湯**］の、
血の鬱滞を清解滋潤して［**麦門冬・人参**］、
脈の結滞、心動悸［**人参・地黄**］［**地黄・阿膠**］を治す。

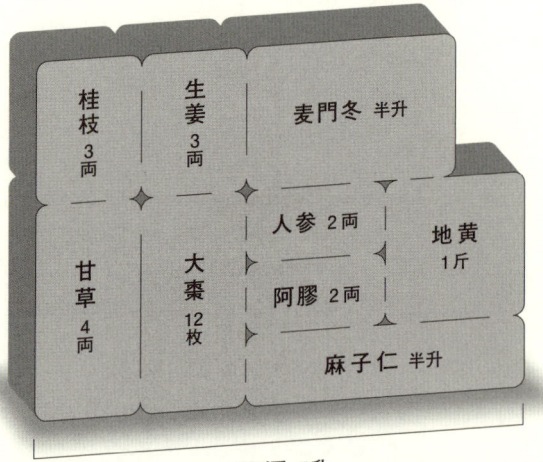

脈結代シ、心動悸ス。（傷/太陽病下）

虚労不足、汗出デテ悶エ、脈結シ、悸シ、行動常ノ如シ。

（金/血痺虚労病篇附方）

肺痿涎唾多ク、心中温温液液。（金/肺痿肺癰欬嗽上気病附方）

第一章●きぐすりの世界

八味丸

● 少腹に不仁と知覚鈍麻があり［**地黄・山茱萸**］、
　虚労し［**山茱萸・山薬**］［**桂枝・附子**］、
　腰痛し［**地黄・牡丹皮**］、
　尿利異常のある者［**沢瀉・茯苓**］。

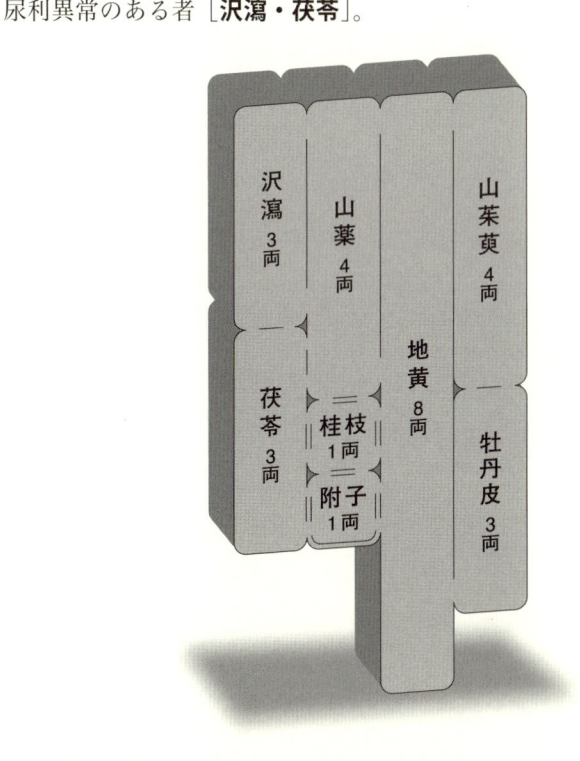

脚気上ッテ少腹ニ入リ不仁ス。（金／中風歴節病）

虚労、腰痛、少腹拘急シ、小便不利。（金／血痺虚労病）

短気、微飲。（金／痰飲欬嗽病）

消渇、小便スルコト反ッテ多シ。（金／消渇小便利淋病）

胞系了戻スルガ故ニ溺スルヲ得ズ。（金／婦人雑病）

88

地黄

大黄䗪虫丸

　　五労虚極、内ニ乾血有リ　――　［**黄芩・地黄**］　→　桃仁　*p.137*

三物黄芩湯

　　四肢煩熱ニ苦シム　――　［**黄芩・地黄**］　→　黄芩　*p.10*

芎帰膠艾湯

　　漏下、下血、胞疽　――　［**地黄・阿膠**］　→　当帰　*p.131*

●アカヤジオウ又はカイケイジオウの根

品考：紫黒色で光沢があり、少しく甘く、少しく苦いもの。

成分：イリドイド配糖体―カタルポール、レマニシドA～D。オリゴ糖―マ
　　　ンニトール

　＊地黄の成分である *Catalpol* は食欲を抑制する欠点があるので、胃腸虚弱
の者には人参剤を併用するとよい。

第一章●きぐすりの世界

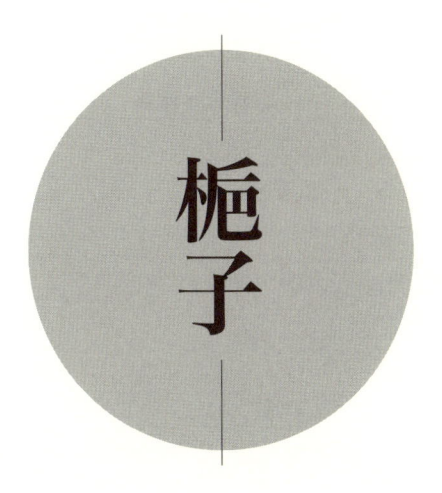

心胸中の煩熱を瀉去し、上焦の気を中下焦に下降せしめて、
心下煩悶、黄疸等を治す。

梔子豉湯

〈傷〉虚煩シテ眠ルヲ得ズ、劇シキ者ハ反覆顛倒シ、心中懊憹ス ── ［**梔子・香豉**］

黄連解毒湯

熱極 ── ［**梔子・黄芩**］ → 黄連 *p.16*

茵蔯蒿湯

発黄、小便不利 ── ［**茵蔯蒿・梔子**］ → 茵蔯蒿 *p.5*

大黄硝石湯

黄疸、腹満、小便不利而赤 ── ［**梔子・大黄**］ → 大黄 *p.113*

●クチナシの果実（熟すれども口開かず、故にこの名あり）

品考：外部暗褐黄色で小粒、内部黄赤色のもの。

成分：イリドイド─ゲニピン、ゲニポシド。黄色色素─クロシン

＊梔子は油分を含み大便を軟らかにする作用があるので胃腸虚弱な者は減
量して用いる。

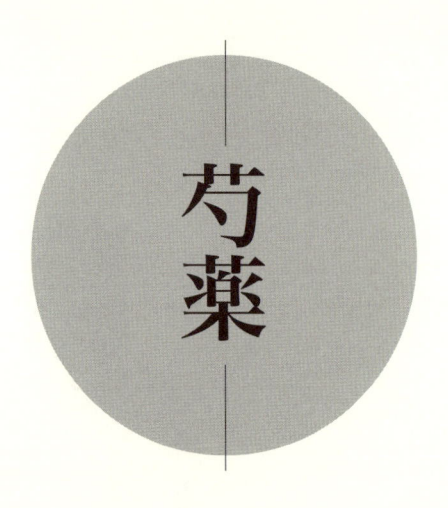

芍薬

血の攣急攻迫を和し、
筋中の血行をよくし、
疼痛、拘攣、腹痛、悪寒、血塊の拘急等を治す。

桂枝湯
　身疼痛　──　[**芍薬・甘草**]　→　桂枝 *p.51*

桂枝芍薬知母湯
　諸肢節疼痛　──　[**芍薬・甘草**]　→　附子 *p.162*

烏頭湯
　歴節ヲ病ミ屈伸スル能ワズ　──　[**芍薬・甘草**]　→　烏頭 *p.162*

芍薬甘草湯
　〈傷〉其ノ脚即チ伸ブ　──　[**芍薬・甘草**]

小青竜湯
　発熱シテ欬（発作時腹直筋攣急）　──　[**芍薬・甘草**]　→　麻黄 *p.187*

第一章●きぐすりの世界

桂枝加芍薬湯

● 腹柔軟なるも腹筋拘攣し、腹満、腹痛し ［**芍薬・甘草**］［**桂枝・芍薬**］、
　或は下痢等を発する者。

本太陽病、医反ッテ之ヲ下シ、
因ッテ腹満シ時ニ痛ム。

（傷 / 太陽病）

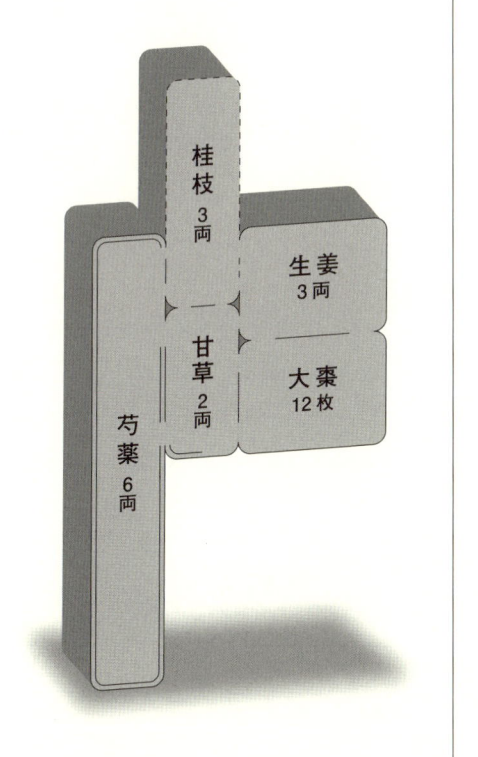

＊ *裏血鬱血して腹満。*

小建中湯

腹中急病 ── ［**芍薬・膠飴**］

当帰芍薬散

腹中疞痛 ── ［**当帰・芍薬**］ → 芍薬 *p.91*

真武湯

腹痛 ── ［**朮・芍薬**］ → 附子 *p.162*

92

芍薬

葛根湯

自下利 ── ［**葛根・芍薬**］ → 葛根 *p.24*

芍薬甘草附子湯

● 悪寒止まず［**芍薬・附子**］、
手足厥冷し身体倦怠し［**甘草・附子**］、
腹直筋攣急し激痛する者［**芍薬・甘草**］。

| 甘草 3両 || 芍薬 3両 |

附子 1枚

発汗シテ病解セズ、反ッテ悪寒ス。(傷/太陽病中)

桂枝茯苓丸

癥痼 ── ［**牡丹皮・芍薬**］ → 桃仁 *p.137*

●シャクヤクの根

品考：白みがかった肉色のもの。少しの渋味と苦味がある。
成分：モノテルペン配糖体─ペオニフローリン。モノテルペン─ペオニフロリ
　　　ゲノン

　＊芍薬は血分にして陰に属し、桂枝は気道にして陽に属する。芍薬には収
斂性があり、相手の働きを抑制するので、心悸亢進のある者や胸が張って苦

第一章●きぐすりの世界

しい者には之を去って用いる。また陽明病期には之を用いない。

　牡丹皮と芍薬は調経作用は共通で、消炎作用は牡丹皮が優れ、抗痙攣作用は芍薬が優れている。芍薬は補血と鎮静が主体で、牡丹皮は消炎涼血が主体である。

雑話：シャクヤクの栽培は簡単で実に面白い。5年経って前年に堀りあげた芍薬の苗を規定通りに植え込んでおくと翌年春早くビッシリと赤い芽を吹く。これぞ歓喜の色、漢方人ならずとも一様に興奮させずにはおかない。この色こそ筋中の血流をよくして温めて痛をとり拘攣を治す血の色である。そして瘀血に働くことも言わずもがなである。成長が早いから畝間に管理機を入れて土を動かしておけば雑草も生えない。奈良県の生薬研究薬剤師である福田眞三氏によればボタン、シャクヤクの栽培原則は"寒帷子、夏布子"だそうで暑い夏は土を被せ、寒い冬は裸にして日光を充分に当てることと言う。

　私は落葉、米糠、魚粕等を混ぜ込んで充分に醗酵した有機質堆肥を、夏はたっぷりと畝間に与え、冬はその培土をくずせば、5年後にはユンボを使って掘るような大株がぞくぞくと並ぶ。これも福田氏の教えであるが川砂で洗って周皮を除き、冬の間は寒風に曝しておくと見事な芍薬ができあがる。生薬の資源について、こと芍薬に関する限りでは充分に国産が可能であり、以前この国がそうしたように輸出も夢ではない。

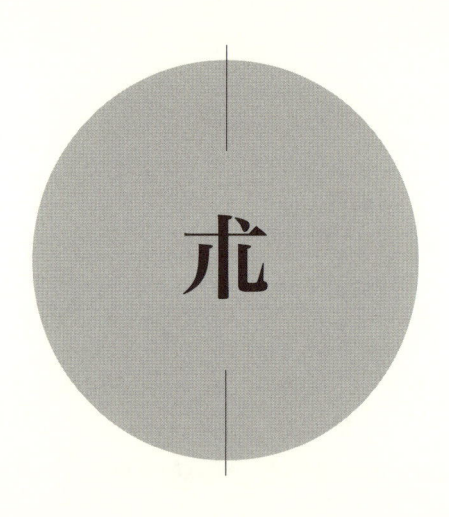

朮

内外の湿を集めて小便に通利する主薬にして、
胃中を和し、
腫気を清し、
疼痛を治す。

桂枝去桂加茯苓朮湯
　　汗無ク心下満微痛シ、小便不利　──　［**茯苓・朮**］　→　茯苓　*p.156*

人参湯
　　中焦ヲ理ス　──　［**人参・朮**］

朮附湯
　　〈金〉風虚、頭重ク、眩シ、苦極　──　［**朮・附子**］

白朮附子湯
　　身体疼煩、大便難ク、小便不利　──　［**朮・附子**］　→　附子　*p.162*

甘草附子湯
　　骨節煩疼、掣痛　──　［**朮・附子**］　→　附子　*p.162*

附子湯
　　手足寒エ、身体痛　──　［**朮・附子**］　→　附子　*p.162*

95

第一章●きぐすりの世界

桂枝芍薬知母湯

諸肢節疼痛、身体尩羸、脚腫 ── ［朮・附子］ → 附子 *p.162*

麻黄加朮湯

湿家、身煩疼 ── ［麻黄・朮］ → 麻黄 *p.187*

越婢加朮湯

一身面目黄腫 ── ［麻黄・朮］ → 麻黄 *p.187*

桂枝加朮附湯

遷延シテ愈エザル者 (類聚方広義) ── ［朮・附子］ → 桂枝 *p.51*

黄土湯

下血 (大いに疲労して長びいた者) ── ［朮・附子］ → 阿膠 *p.3*

十全大補湯

〈局方〉諸虚不足、五労七傷 ── ［人参・朮］［茯苓・朮］

●ホソバオケラの根茎が蒼朮、オオバナオケラの根茎が白朮

品考：自称、古方漢方を奉じる私は先輩に倣って朮の蒼、白を別たず蒼朮のみ
　　　を用いている。則ち蒼朮は外皮が茶褐色、黄断面が黄白色で、白色の結
　　　晶を吹く。
　　　強いて二朮の作用を分けると、蒼朮は全身の駆水作用に優れ、白朮は局
　　　部の利水作用に優れているので人参湯や真武湯に用いるとよい。

成分：セスキテルペン (精油)、アトラクチロジン、β-オイデスモール、ヒネソー
　　　ル

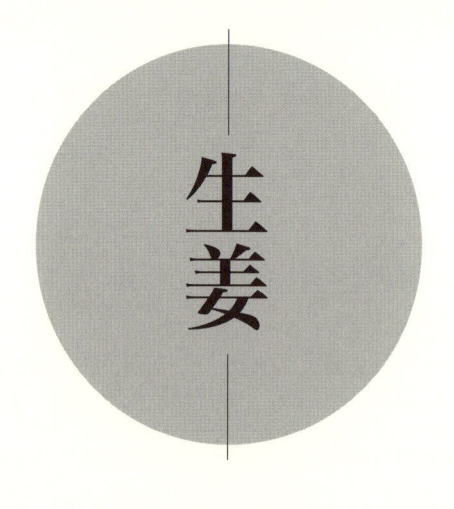

生姜

水の動揺逆行を和し、
傍ら気を開く。

小柴胡湯

喜嘔 —— ［**生姜・半夏**］ → 柴胡 *p.72*

大柴胡湯

嘔止マズ —— ［**生姜・半夏**］ → 柴胡 *p.72*

葛根加半夏湯

太陽ト陽明ノ合病、嘔スル者 —— ［**生姜・半夏**］

黄芩加半夏生姜湯

太陽ト少陽ノ合病、嘔スル者 —— ［**生姜・半夏**］ → 黄芩 *p.10*

生姜瀉心湯

〈傷〉胃中和セズ、心下痞鞕シ、食臭ヲ乾噫シ、心下ニ水気有リ、腹中雷鳴シ、
下利スル者 —— ［**生姜・半夏**］［**黄連・黄芩**］

小半夏加茯苓湯

卒カニ嘔吐シ、心下痞シ —— ［**生姜・半夏**］

越婢加半夏湯

喘シ、目脱スル状ノ如シ —— ［**生姜・半夏**］ → 麻黄 *p.187*

第一章●きぐすりの世界

呉茱萸湯

涎沫ヲ吐シ、頭痛 ── ［**生姜・大棗**］ → 呉茱萸 *p.67*

茯苓沢瀉湯

胃反 ── ［**朮・生姜**］ → 茯苓 *p.156*

橘皮竹筎湯

噦逆ノ者 ── ［**橘皮・生姜**］ → 橘皮 *p.45*

茯苓飲

食スル能ワズ ── ［**生姜・人参**］ → 茯苓 *p.156*

真武湯

心下悸 ── ［**生姜・茯苓**］ → 附子 *p.162*

茯苓甘草湯

厥シテ心下悸ス ── ［**生姜・茯苓**］ → 茯苓 *p.156*

当帰四逆加呉茱萸生姜湯

手足厥寒 ── ［**呉茱萸・生姜**］ → 当帰 *p.131*

呉茱萸湯

手足厥寒 ── ［**呉茱萸・生姜**］ → 呉茱萸 *p.67*

●生のヒネショウガの根茎

品考：肥大して内部が白く、味苛烈に辛く、特異の芳香のあるヒネショウガ。
　　　生姜を乾姜（日本薬局方の生姜）で代用するときは 1/3 ～ 1/4 に減量して
　　　用いる。

成分：精油成分—ジンギベレン。辛味成分—ジンゲロール

雑話：これほどに漢方療方が普及した現在、原典に生姜と指示してある薬方に
　　　生のヒネショウガを用いている漢方家は幾人おられるであろうか。「傷
　　　寒論」「金匱要略」中で生姜を用いる薬方は六十有余ある。生姜と乾姜
　　　とは用いる証を異にする。桂枝湯を例にとれば生姜は桂枝と組んで軽く
　　　発汗し、また大棗を得て胃に優しく働きかけている。太陽病、虚証の桂
　　　枝湯証には乾姜と甘草を組ませて、体の中から強力に温めねばならない

生姜

肺中冷の証はないのである。

私は生姜一両を五百円硬貨大のヒネショウガ一切と換算して用いている。小柴胡湯は三切、嘔の激しさに応じて大柴胡湯は五切、呉茱萸湯は六切の如きである。

一歩譲ってエキス製剤の場合に、生姜の代用として乾姜を用いるとしても、生姜瀉心湯、真武湯、呉茱萸湯の証におけるが如く、水気の動揺が激しい症があれば、別に生姜汁を作って合わせて用いれば効果の発現は早い。ショウガは大切な調理の剤で、どこの家にもあるなじみ深い料理の材料である。ショウガに親しむことは漢方を理解する賢い生活の知恵ともなる。

第一章 ● きぐすりの世界

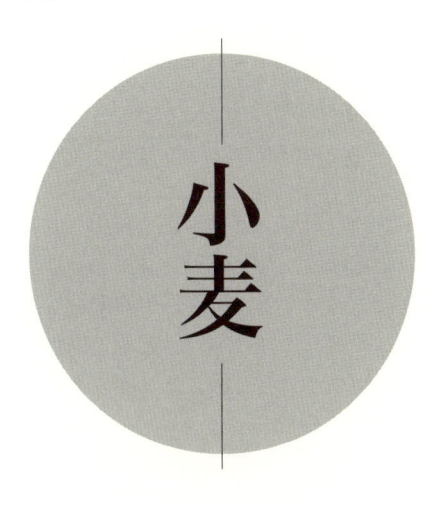

胃を養い、
煩熱を除き、
気持ちを大きく開かせる。

甘麦大棗湯

● 神経が異常に興奮し［**小麦・甘草**］［**甘草・大棗**］、
些細なことに涕泣し、あくびを頻発し、つきものがあるが如き者の心を開く。

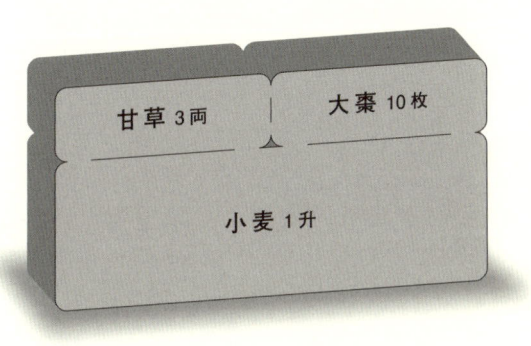

甘草 3両　　大棗 10枚

小麦 1升

婦人蔵躁、喜 悲傷シテ哭セント欲シ、象神霊ノ作ス所ノ如ク、喜欠伸ス。

（金／婦人雑病）

100

●小麦の果実

品考：充実して肥大せるものを砕いて用いる。
成分：デンプン、脂肪、タンパク質

第一章●きぐすりの世界

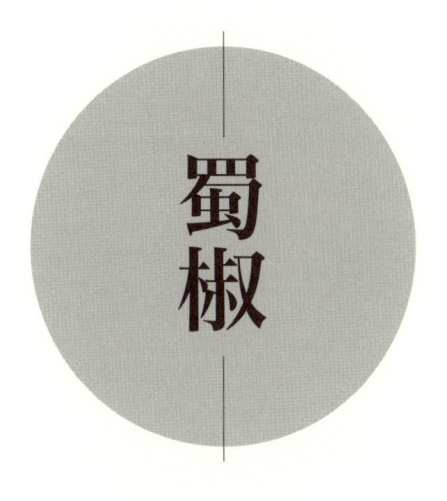

蜀椒

腹中の虚寒を温め、
ガスを除き、
心胸中の大寒痛を治す。

大建中湯

● 心胸中冷えて激しく痛み［膠飴・人参］［乾姜・人参］、
　腹中のガスがモクモクと動き［蜀椒・乾姜］、
　吐いて飲食もできない者。

心胸中大寒痛シ、嘔シテ飲食スル能
ワズ、腹中寒エ、上衝シテ皮起コリ
出デ見レ、頭足有リテ上下シ、痛ミ
テ触レ近ヅク可カラズ。

　　　　　　　　　（金 / 腹満寒疝宿食病）

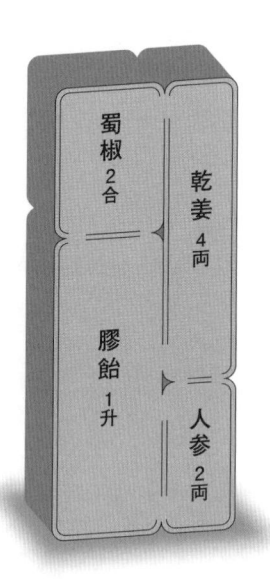

蜀椒
2合

乾姜
4両

膠飴
1升

人参
2両

烏頭赤石脂丸

心痛背ニ徹シ、背痛心ニ徹ス ―― ［蜀椒・乾姜］ → 　烏頭 *p.162*

●アサクラサンショウの果皮

品考：大粒で香気強く、味辛烈で新しいもの。
成分：精油―モノテルペン、リモネン、シトロネラール
　　　辛味成分―酸アミドα、β、γサンショール

　＊原典には、蜀椒の汗を去って用いよ、とある。フライパンなどで軽く炒っ
て用いると中毒を避けることができる。

第一章●きぐすりの世界

雑話：私は子供の頃に山に入ってイヌサンショウの実をつぶして川に流して
　　　川魚を捕ったことがある。間違ってもイヌサンショウをヒトに用いて
　　　はならない。アサクラとの見分けは簡単につく。
　　　アサクラサンショウを一本庭の片隅に植えておくとよい。秋になって
　　　の果皮はあり余るほど集まるが、風薫る五月、タチバナの香りと合わ
　　　せての木の芽田楽、その葉はウナギや肉とも合う。古くなって枯れる
　　　頃は擂り粉木棒にするとよい。

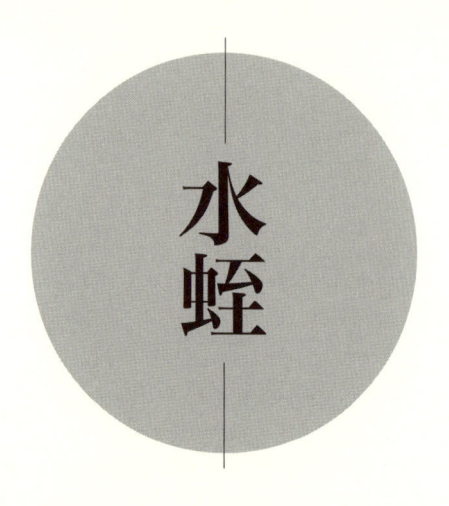

水蛭

結滞する瘀血を破り、めぐらす。

抵当湯

狂ヲ発シ、少腹鞕満シ、小便自利スル者

—— ［**水蛭・虻虫**］［**桃仁・大黄**］ → 桃仁 *p.137*

大黄䗪虫丸

内ニ乾血有リ —— ［**水蛭・虻虫**］ → 大黄 *p.113*

● ヒルの乾燥品

成分：水蛭の成分であるヒルデンは血液の凝固を防ぎ、血をとかす作用があ
り、血を潤す。虻虫は血を走らす。

　＊水蛭はよく瘀血をめぐらし、結滞を破る。故に抵当湯は此品を主として
旧瘀血を逐う。新瘀血は桃仁や牡丹皮にて、その力能く之を破るに足るので
あるが、瘀蓄の久しき者に至っては盤根錯節であるから草木のよく抜く所で
はない。是に於て能く血を食う所の水蛭を用いて以て積を奏する。虻虫の功
も略同じ。

第一章●きぐすりの世界

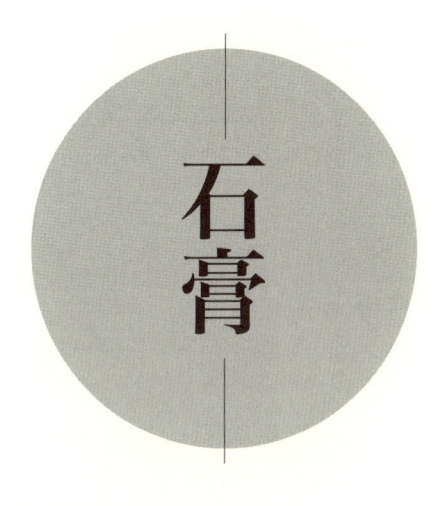

石膏

裏気の鬱滞を透かして、
発汗し利尿して内熱をさまし、
津液を生じ、
煩渇を治す。

大青竜湯

　汗出デズシテ煩躁　──　［**桂枝・麻黄・石膏**］→　麻黄 *p.187*

小青竜加石膏湯

　肺脹、煩躁而喘　──　［**桂枝・麻黄・石膏**］→　麻黄 *p.187*

桂枝二越婢一湯

　熱多ク寒少ナシ　──　［**桂枝・麻黄・石膏**］→　桂枝 *p.51*

麻杏甘石湯

　汗出デテ喘　──　［**麻黄・石膏**］→　麻黄 *p.187*

越婢加朮湯

　一身面目黄腫　──　［**麻黄・石膏**］→　麻黄 *p.187*

木防已湯

　喘満　──　［**麻黄・桂枝**］→　防已 *p.178*

106

竹葉石膏湯

虚羸、少気 ── ［**竹葉・石膏**］→ 竹葉 *p.125*

白虎湯

● 新陳代謝が極度に亢進し、裏熱旺盛で煩渇し［**石膏・知母**］［**石膏・粳米**］、汗出て小便は快利し、脈候は浮滑或は洪大で力のある者。

傷寒、脈浮滑。(傷 / 太陽病下)

三陽ノ合病、腹満シ、身重ク、口不仁ニシテ面ニ垢ツキ、讝語シ、遺尿シ、自汗出ヅ。
　　　　　　　(傷 / 陽明病)

傷寒、脈滑ニシテ厥シ、裏ニ熱有リ。(傷 / 厥陰病)

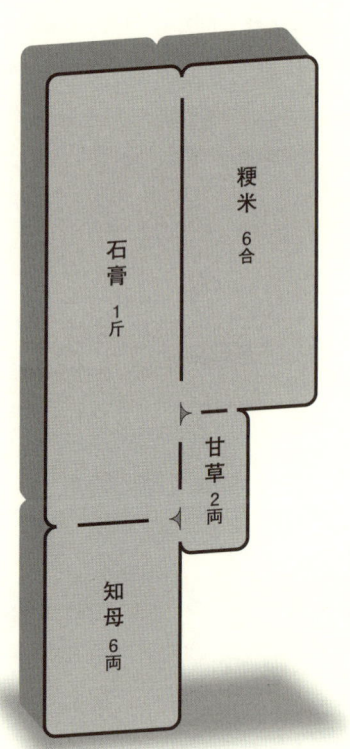

粳米 6合

石膏 1斤

甘草 2両

知母 6両

白虎加人参湯

〈傷〉大煩渇解セズ、脈洪大ナル者 ── ［**石膏・人参**］

第一章●きぐすりの世界

●天然の含水硫酸カルシウム

品考：砕け易く白いもの。

成分：$CaSO_4・2H_2O$。無水硫酸カルシウム、二酸化ケイ素、酸化マグネシ
　　　ウム、酸化アルミニウム、酸化鉄

　＊石膏は糖分のあるところではよく溶ける。よって方中の甘草の量を加減
して用いるとよい。

　石膏は桂枝と同じく気を和す能があるが、表裏の別がある。桂枝は気を開
き発散し、石膏は気をゆるめるを以て下降鎮降の功がある。

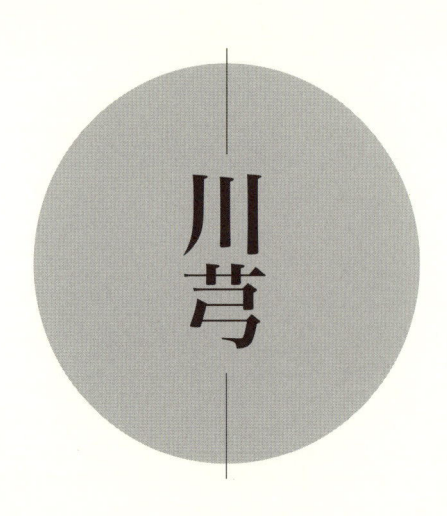

血中の気薬で、
血気の滞りをめぐらし、
当帰と組んで陰性の瘀血を和す主薬となす。

当帰芍薬散

腹中疠痛 —— ［**当帰・川芎**］→ 当帰 *p.131*

芎帰膠艾湯

漏下、下血 —— ［**当帰・川芎**］→ 当帰 *p.131*

温経湯

手掌煩熱、唇口乾燥、崩中 —— ［**当帰・川芎**］→ 当帰 *p.131*

続命湯

中風、痹 —— ［**当帰・川芎**］→ 麻黄 *p.187*

酸棗湯

虚労、虚煩、眠ルヲ得ズ —— ［**茯苓・川芎**］→ 酸棗仁 *p.83*

第一章●きぐすりの世界

●センキュウの根茎を湯通ししたもの

品考：アメ色で重く固いもの。球形または長円形の塊状根で、外皮黒褐色、
　　　内部黄白色で、大きく気味が辛烈なもの。
成分：フタリド（精油）―クニジリド、センキュリノリド、リグスチリド

　＊川芎の血滞を瀉降する能は芍薬や当帰とは弁別がある。中国では"頭痛
には必ず川芎を用いよ"と言われるほど川芎の気血を行らす効は大である。
東洞先生の創製による芎黄散（応鐘散、川芎・大黄）は使い易い製剤である。

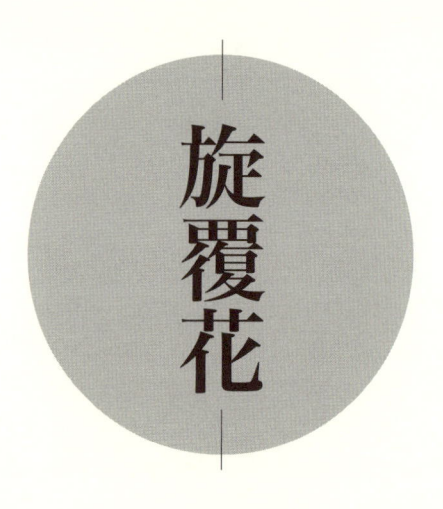

旋覆花

痰結堅痞を破り、
除けない噫気を治す。

旋覆代赭石湯

● 心下痞鞕して噫気が治まらず［**旋覆花・代赭石**］、
胃部が痞えて重苦しく［**生姜・人参**］、
嘔気あり［**生姜・半夏**］、便秘する者。

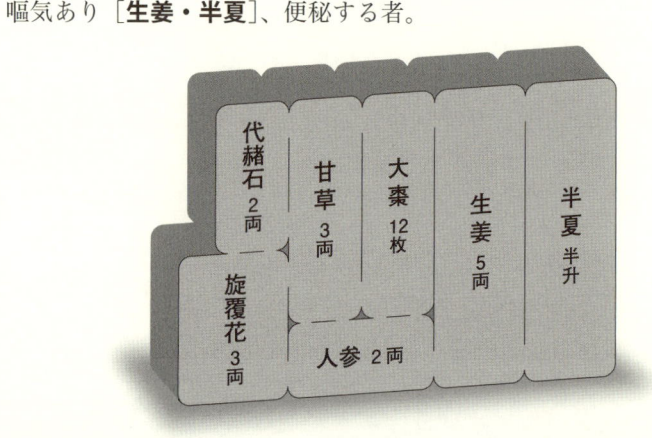

傷寒、解シテ後、心下痞鞕シ、噫気除カズ。（傷 / 太陽病下）

第一章●きぐすりの世界

●オグルマの花弁

品考：黄褐色の新しいもの。
成分：不詳

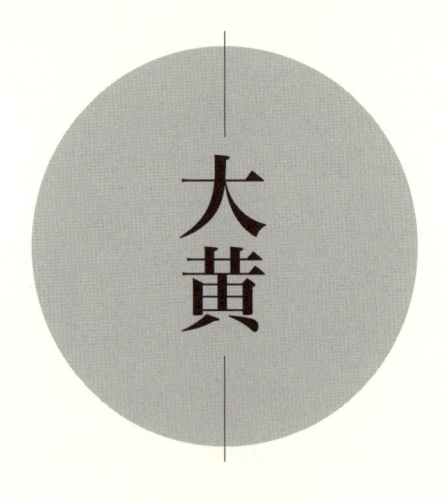

大黄

熱性の毒を突きくずして、
心下の血気を下降し、
大便の不通、腹満、黄を治し、
また瘀血を下す。

大柴胡湯
　心下急、鬱鬱微煩 ── ［**枳実・大黄**］ → 　柴胡 *p.72*

大黄黄連瀉心湯
　心下痞シ、之ヲ按ジテ濡 ── ［**大黄・黄連**］ → 　黄連 *p.16*

瀉心湯
　心気不定、吐血衄血 ── ［**大黄・黄連**］ → 　黄連 *p.16*

附子瀉心湯
　心下痞シ、復ッテ悪寒 ── ［**大黄・附子**］ → 　附子 *p.162*

大黄甘草湯
　〈金〉食シ已ッテ即チ吐スル者 ── ［**大黄・甘草**］

113

第一章●きぐすりの世界

調胃承気湯

● 胃腸に邪が結して熱性症状が旺盛な者の大便を通じて
[芒硝・大黄][大黄・甘草]、
胃腸の機能を調整して心煩、腹満、食滞等を治す。

胃気和セズ譫語ス。(傷 / 太陽病上)

悪寒セズ、但ダ熱ス。(傷 / 太陽病中)

腹微満シ、鬱々トシテ微煩シ、自ラ吐
下ヲ極メル。(傷 / 太陽病中)

蒸々トシテ発熱。(傷 / 太陽病中)

腹脹満ス。(傷 / 太陽病中)

大黄 4両
甘草 2両

芒硝 半觔

小承気湯

● 腹力、脈力充実しすぎる者の大便の秘閉を融解し通じ ［**枳実・大黄**］、
腹満を去り胃気を和し ［**枳実・厚朴**］、
潮熱、譫語等を治す。

傷寒、大便セザルコト六七日、頭痛熱有ル者。(傷 / 太陽病)

陽明病、腹大満シテ通ゼズ。(傷 / 陽明病)

陽明病、汗多クシテ譫語ス。(傷 / 陽明病)

陽明病、譫語シ、潮熱ヲ発シ、脈滑ニシテ疾。(傷 / 陽明病)

下利シ、譫語シ、燥屎有リ。
　　　　　　(傷 / 厥陰病)(金 / 嘔吐噦下利病)

大満通ゼズ、噦シ、数 譫語ス。
　　　　　(金 / 嘔吐噦下利病附方)

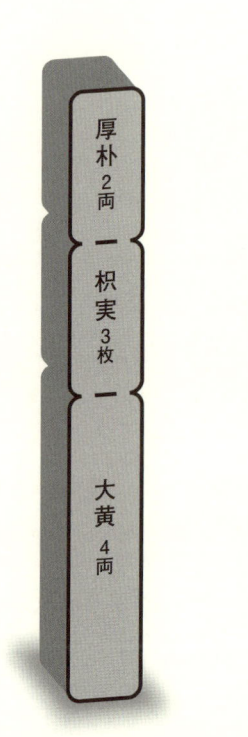

第一章●きぐすりの世界

大承気湯

● 燥結した大便を潤し堅を軟らげて腹中の熱実を瀉下し
[枳実・大黄] [芒硝・大黄]、
燥屎、讝語、腹満痛、喘冒、宿食等を治す。

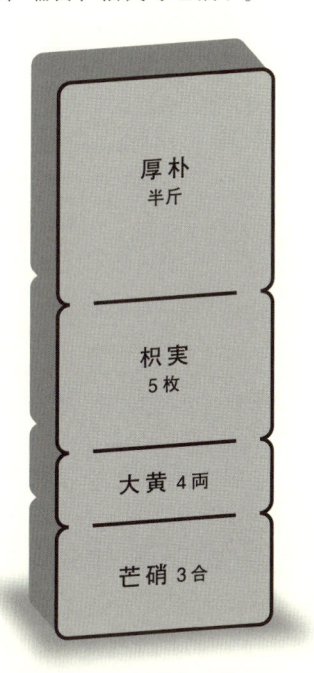

厚朴
半斤

枳実
5枚

大黄 4両

芒硝 3合

陽明病、脈遅ニ悪寒セズ、身重ク短気シ、腹満シテ喘シ、潮熱有リ、
手足濈然トシテ汗出ヅ。(傷 / 陽明病)

陽明病、讝語シテ潮熱有リ、燥屎有ル者。(傷 / 陽明病)

六七日大便セズ腹満痛ス。(傷 / 陽明病)

脈滑ニシテ数、宿食有リ。(傷 / 陽明病)

少陰病、口燥キ咽乾ク。(傷 / 少陰病)

痙病、腹満シ、口噤ミ、脚攣急シ、齘歯ス。(金 / 痙湿暍病)

116

大黄

麻子仁丸

小便数、大便則チ堅 ── ［**麻子仁・大黄**］

大黄附子湯

● 手足冷えて腹中に宿物のある者の便秘を温めて［**附子・細辛**］、
これを温下する［**大黄・附子**］。

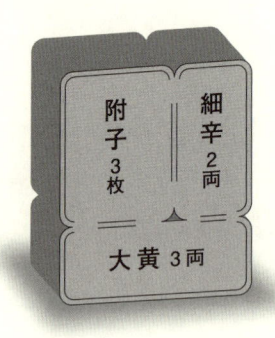

脇下偏痛、発熱シ、其ノ脈緊弦ナルハ、此レ寒ナリ。温薬ヲ以テ之ヲ
下セ。（金／腹満寒疝宿食病）

薬局便秘薬

慢性便秘に ── ［**大黄・センナ**］

厚朴三物湯

〈金〉痛ンデ閉ザス ── ［**厚朴・大黄**］

桂枝加大黄湯

〈傷〉腹満シ時ニ痛ミ、大実痛スル者 ── ［**大黄・甘草**］

茵蔯蒿湯

黄ヲ発ス ── ［**梔子・大黄**］ → 茵蔯蒿 *p.5*

桃核承気湯

其ノ人狂ノ如ク、少腹急結 ── ［**桃仁・大黄**］ → 桃仁 *p.137*

117

第一章●きぐすりの世界

抵当湯

　狂ヲ発シ、少腹鞕満　──　[**桃仁・大黄**]　→　桃仁　*p.137*

大黄䗪虫丸

　内ニ乾血有リ　──　[**桃仁・大黄**]　→　桃仁　*p.137*

大黄牡丹皮湯

　腸癰　──　[**桃仁・大黄**][**桃仁・瓜子**]　→　桃仁　*p.137*

●ダイオウの根茎

品考：よく肥大して色は深黄色。質はよくしまって割合に軽く、内面も黄褐
　　　色で芳香があり、味は苦く、噛めば唾液を黄色に染める。錦紋大黄と
　　　称する物を古方家は賞用する。

成分：ジアントロン配糖体—センノシドア A 〜 F。アントラキノン—クリリ
　　　ファノール、アロエエモジン、レイン、エモジン

　＊大黄は水に対する溶解度が高いので、気痞を散じるときはふり出しとし、
実熱を払い除くときは煎湯となすがよい。

　大黄は陳を推し、新を致し、禍乱を定めて大平を致す如く働くので李東垣
は将軍と名づけている。甘草は国老。

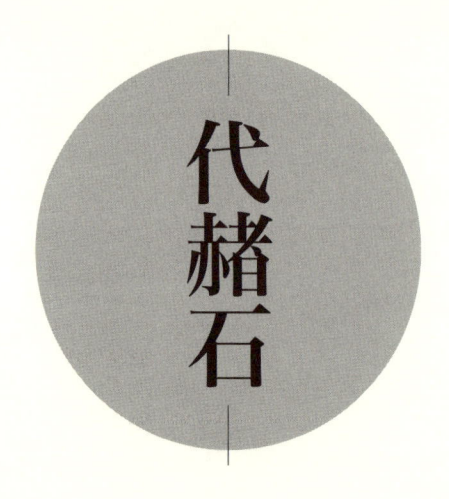

代赭石

血熱の虚逆を鎮める。

旋覆代赭石湯

　噫気除カザル者　——　［**旋覆花・代赭石**］→　旋覆花　*p.111*

●天然の赭状赤鉄鉱 Fe_2O_3

品考：濃赤紫色、之を打つに金属音を発するものがよい。

　＊この品体重く、収斂の性があるので逆気、噫気、反胃、吐血を治す。

第一章 ● きぐすりの世界

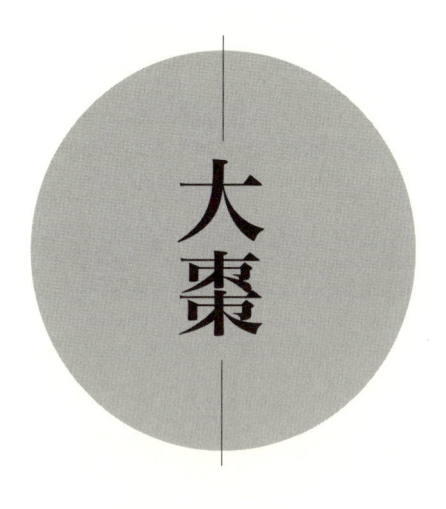

胃を滋潤して、
動揺迫塞する血気を下降する。

桂枝湯
　熱稀粥ヲススル ── ［**生姜・大棗**］→ 　桂枝 　*p.51*

小柴胡湯
　飲食ヲ欲セズ ── ［**生姜・大棗**］→ 　柴胡 　*p.72*

半夏瀉心湯
　嘔シテ腹鳴リ心下痞ス ── ［**半夏・大棗**］→ 　半夏 　*p.149*

苓桂甘棗湯
　奔豚ト作ラント欲ス ── ［**大棗・甘草**］→ 　茯苓 　*p.156*

橘皮竹筎湯
　噦逆 ── ［**大棗・甘草**］→ 　橘皮 　*p.45*

甘麦大棗湯
　蔵躁、哭セント欲シ、喜欠伸ス ── ［**大棗・甘草**］→ 　小麦 　*p.100*

附子粳米湯
　腹中雷鳴切痛 ── ［**半夏・大棗**］→ 　附子 　*p.162*

120

黄芩湯

合病、自下利ス　——　[**黄芩・大棗**]　→　黄芩 *p.10*

呉茱萸湯

吐利　——　[**大棗・人参**]

● ナツメの果実

品考：外面は赤色、雛紋の少なく、内部黄白色で種子が小さく果肉が多く弾
　　　力のある大粒のもの。核は砕いて用いる。
成分：サイクリック AMP。トリテルペンサポニン－ジジフスサポニン I～III

　＊大棗の作用する部位は胸脇より以上で、承気湯、少陰病、厥陰病には之
を組まない。これ血分が動揺して上迫する症がない故である。またその性は
甘草に似ているが、甘草は気分にかかり、大棗は血分にかかる。

121

第一章●きぐすりの世界

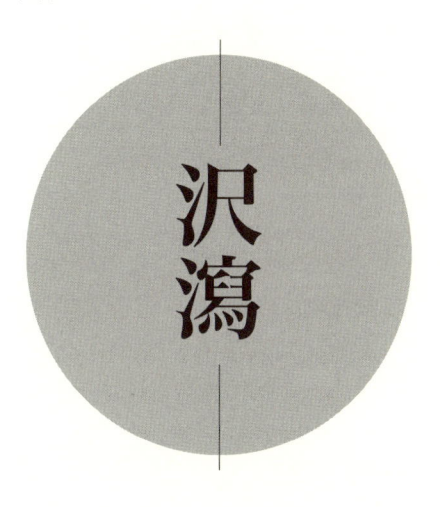

沢瀉

内より水を集めて乾燥を滋潤し、
渇を止め、小便を通じる。

五苓散
　小便利セズ、微熱シ、消渇スル者 ── ［**沢瀉・猪苓**］→ 猪苓 *p.128*

茯苓沢瀉湯
　吐シテ渇シ、水ヲ飲マント欲ス ── ［**茯苓・沢瀉**］→ 茯苓 *p.156*

八味丸
　小便不利 ── ［**茯苓・沢瀉**］→ 地黄 *p.86*

沢瀉湯
　〈金〉心下ニ支飲有リテ、其人冒眩ニ苦シム ── ［**沢瀉・朮**］

当帰芍薬散
　腹中疗痛（めまい有り）── ［**沢瀉・朮**］→ 当帰 *p.131*

●サジオモダカの塊茎

品考：球円形で、肥えて大きく重く、外部は黄白色、内部の新しいもの。特

有の臭いがあり、少しく甘い。古くなると内部は淡赤色になり、酸っぱくなる。

成分：トリテルペン―アリソールア A、B、C。セスキテルペン―アリスモール

＊沢水の傾斜する如く小便を利す作用があるので、この名があると言われ、また水気を潤沢するので、この名があるとも言われる。

　沢瀉の効用は二苓（猪苓、茯苓）の効に相近い。即ち猪苓は水を上より推降して渇を止め、茯苓は水気の逆行を下降して小便を利し健胃、強壮、鎮静に働く。沢瀉は下焦の水を導いて乾燥を滋潤して渇を止める。沢瀉は内部の熱を冷ます作用があるので熱のある症に用いられるが、茯苓は陰・陽ともに適応する。またKの入った数少ない利尿の剤である。

第一章●きぐすりの世界

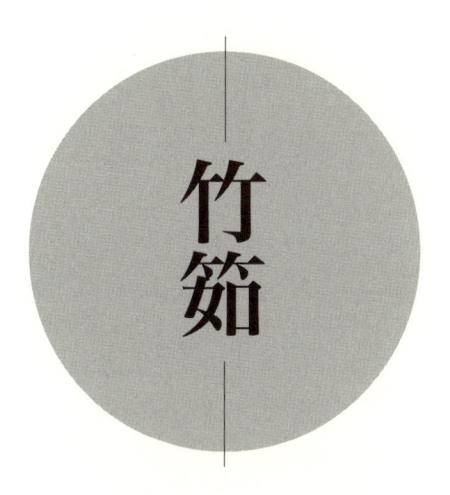

竹筎

胃の熱を除き、
虚煩、噦逆を治す。

橘皮竹筎湯

噦逆ヲ治ス ── ［**橘皮・竹筎**］→ 橘皮 *p.45*

●ハチク又は他の竹材の薄皮を去り、
その下の緑黄色の部分を綿状にけずって用いる

　＊竹葉、竹筎は本は同物であるが、竹葉は性軽散で、昇る気を下降する。
故に石膏と組んで虚熱を清し、逆気を下す。竹筎の性は緩潤で橘皮と組み、
胃の熱を除いて虚煩呕噦を治す。

124

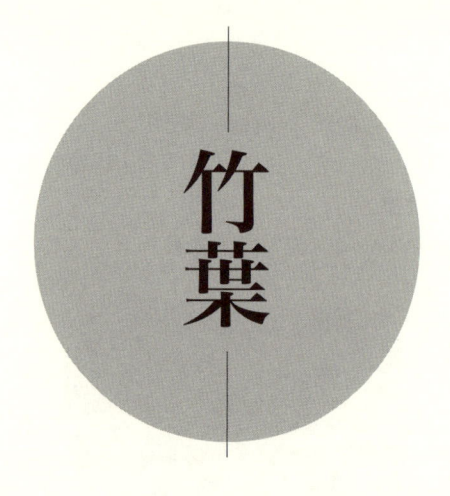

竹葉

心胸を涼しくして逆気を下降し虚熱を清する。

第一章●きぐすりの世界

竹葉石膏湯

● のぼせて気力困憊し呼吸浅く［**竹葉・石膏**］、
　心中煩悶して口渇き吐せんと欲し［**麦門冬・半夏**］、
　欬し［**麦門冬・竹葉**］、
　肌膚枯燥して余熱ある者［**麦門冬・人参**］。

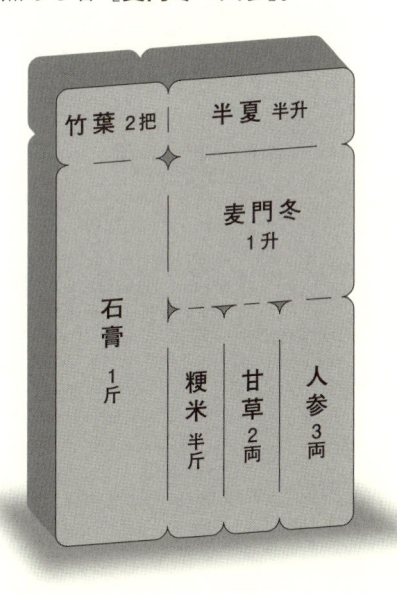

傷寒解シテ後、虚羸、少気シ、気逆シテ吐セント欲ス。（傷／差後労復病）

●ハチク、マダケの新鮮な葉

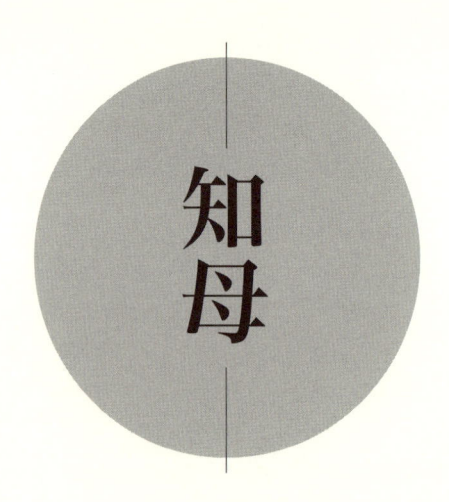

知母

清熱潤燥。

白虎湯

裏ニ熱有ル者 ── ［**石膏・知母**］→ 石膏 *p.106*

酸棗湯

虚労、虚煩眠ルコトヲ得ズ ── ［**酸棗仁・知母**］→ 酸棗仁 *p.83*

● ハナスゲの根茎

品考：石菖蒲根のように、黄色で肥大して潤いのあるもの。味は苦く甘い。

成分：ステロイドサポニン─チモサポニンA-Ⅰ〜A-Ⅳ、キサントン配糖体─
マンギフェリン

＊凡そ清熱のものは滋潤の能なく、潤燥のものは清熱の能はないが、知母
は之を兼ね備えている。知母は性和緩であって偏勝なく、或は石膏を配し、
或は附子を配して、寒熱虚実に相通じて用いられる。

127

第一章●きぐすりの世界

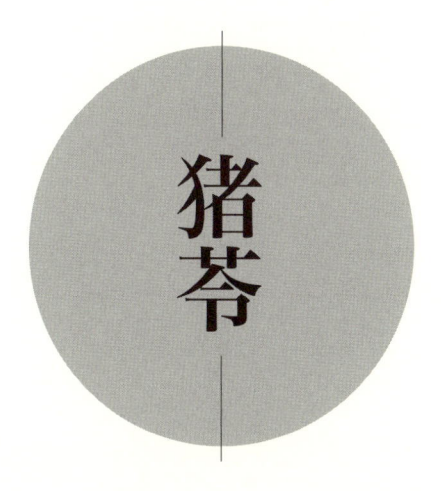

猪苓

水を上より推降して渇を止め小便を利す。

五苓散

● 水気が胃部にめぐらず、渇して小便利せず
　[猪苓・茯苓][茯苓・朮・沢瀉]、
　水逆、頭痛、めまい、浮腫、下利等を発する者。

脈浮、小便利セズ、微熱、消渇。(傷/太陽病中)

発汗シ已ッテ、脈浮数ニ煩渇。(傷/太陽病中)

傷寒、汗出デテ渇ス。
　　　　　　(傷/太陽病中)

水逆ヲ発スル。
　　　　　　(傷/太陽病中)

肉上粟起。(傷/太陽病下)

心下痞シ、渇シテ口燥煩シ、小便不利。(傷/太陽病下)

霍乱、頭痛、発熱シ、身疼痛シ、熱多クシテ水ヲ飲マント欲スル者。
　　　　　　　　　　　　　　　　　　　　　　　(傷/霍乱病)

臍下ニ悸有リ、涎沫ヲ吐シテ癲眩。(金/痰飲欬嗽病)

*表熱症で汗のある者は[桂枝・朮]で表を発し水を利す。

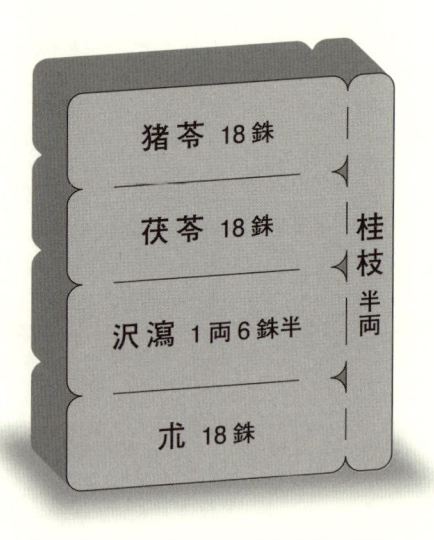

第一章●きぐすりの世界

猪苓湯

● 下焦で水血が和合せず［**滑石・阿膠**］、
渇して小便淋瀝し［**猪苓・茯苓**］［**猪苓・滑石**］、
血証、心煩、下利等のある者。

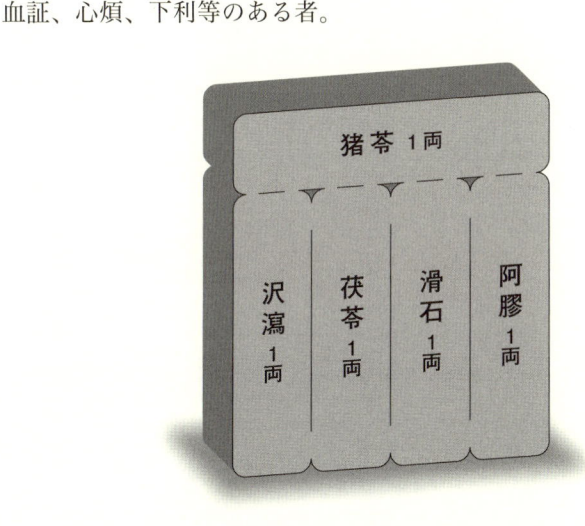

脈浮ニ発熱シ、渇シテ水ヲ飲マント欲シ、小便不利。
（傷 / 陽明病）（金 / 消渇小便利淋病）

少陰病、下利スルコト六七日、欬シテ嘔シ、渇シ、心煩シ眠ルヲ得ズ。
（傷 / 少陰病）

＊裏燥に属し無汗の者は阿膠を配して血分を潤して水を利す。

●チョレイマイタケの茵核

品考：肥大し、充実し、外面は黒く内面は白く、軟らかいもの。
成分：ステロール―エルゴステロール。多糖類

130

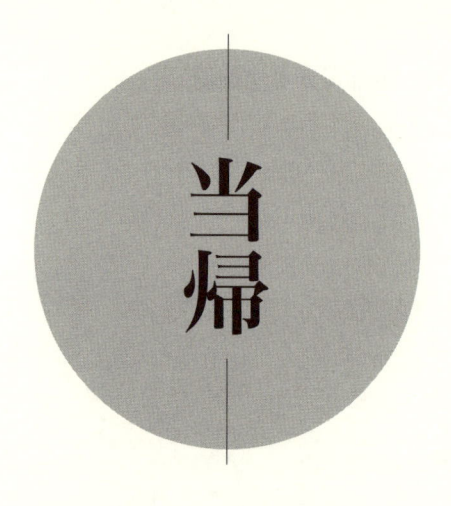

当帰

血を和し寒を散じ、
血気をして各々帰するところあらしめ、
冷え、生理異常、不妊、下血、帯下等の陰性瘀血を治す。

第一章●きぐすりの世界

当帰四逆湯　当帰四逆加呉茱萸生姜湯

● 脈候は細で頻りに手足を冷たがり［**当帰・大棗**］、
　疲れ易く気分がすぐれず［**当帰・細辛**］、
　或は頭痛や腹痛に苦しむ者［**呉茱萸・生姜**］。

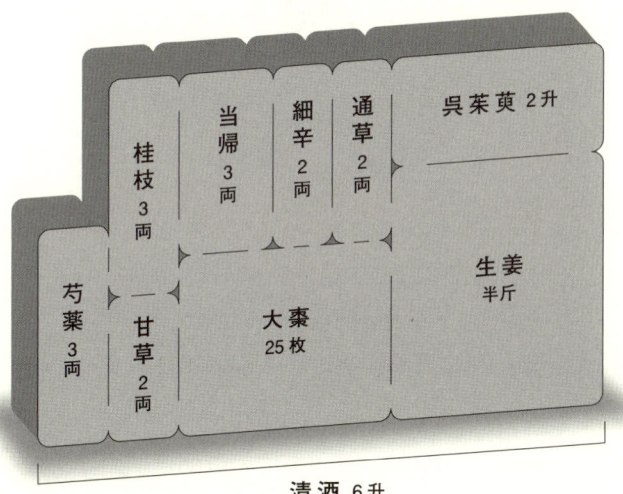

手足厥寒シ、脈細ニシテ絶セント欲スル者ハ当帰四逆湯之ヲ主ル。

(傷/厥陰病)

内ニ久寒アル者ハ当帰四逆加呉茱萸生姜湯之ヲ主ル。(傷/厥陰病)

当帰

当帰芍薬散

● 陰性瘀血で、血色すぐれず疲れ易く、気力に乏しく、
　冷えて生理異常などがあり［**当帰・川芎**］、
　腹痛し［**当帰・芍薬**］、
　尿利異常、浮腫、頭痛、めまい、耳鳴り、心悸亢進する者
　［**茯苓・朮**］［**沢瀉・朮**］。

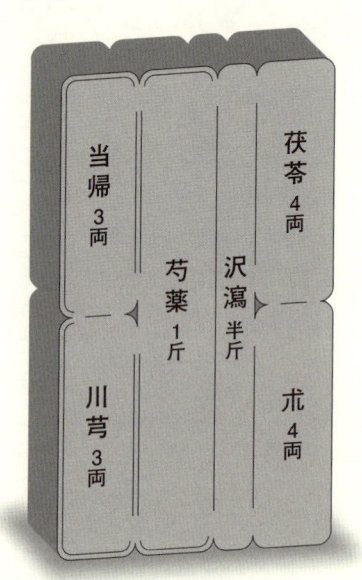

婦人懐妊、腹中疞痛。（金 / 婦人妊娠病）

婦人、腹中諸疾痛。（金 / 婦人雑病）

第一章●きぐすりの世界

芎帰膠艾湯

● 陰性瘀血［**当帰・川芎**］の下部の血にしまりをつけ、
　出血、流産、腰にかかる痛み等［**阿膠・艾葉**］［**地黄・阿膠**］を治す。

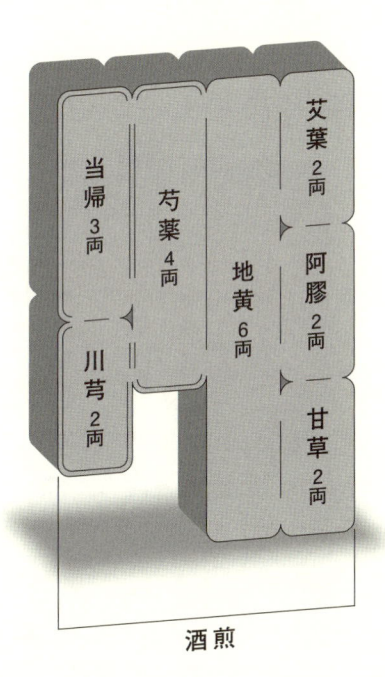

酒煎

婦人の漏下、半産後の下血、妊娠下血、妊娠腹痛。（金／婦人妊娠病）

134

温経湯

● 新血を行らし ［**当帰・川芎**］、
旧血を和し ［**牡丹皮・阿膠**］、
上熱下寒 ［**呉茱萸・生姜**］、
手掌煩熱 ［**桂枝・牡丹皮**］、
唇口乾燥 ［**麦門冬・人参**］、
帯下 ［**麦門冬・半夏**］ 等のある者を治す。

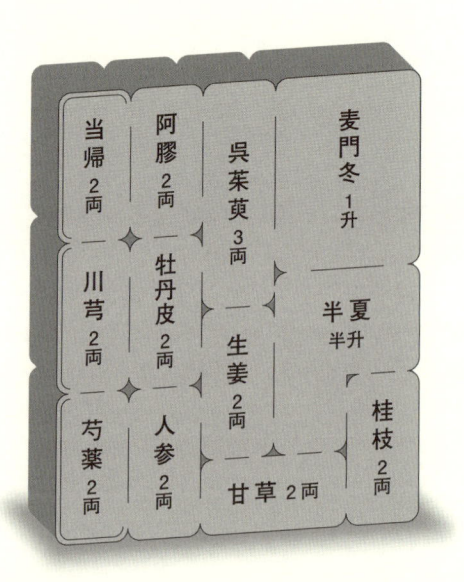

婦人、下利シテ止マズ、暮ニハ即チ発熱シ、少腹裏急シ、腹満シ、手掌煩熱シ、唇口乾燥シ、瘀血少腹ニ在リテ去ラズ。（金 / 婦人雑病）

婦人、少腹寒エ久シク受胎セズ、或ハ崩中、或ハ月水過多、或ハ期ニ至ルモ来ラズ。（金 / 婦人雑病）

第一章●きぐすりの世界

当帰建中湯

〈金〉腹中刺痛止マズ ── ［**当帰・芍薬**］

●トウキの根

品考：肥えて大きく髭根の沢山ついている馬の尾のようなもので、外皮は褐紫
　　　色、内部は黄白色で、味は少し甘く、後少しく辛く、香りよく潤いのあ
　　　るもの。大深当帰と称するものが良品である。

成分：フタリド（精油）―リグスチリド

　＊当帰は血虚を補う。川芎は血中の気薬として働き鬱血した血を循らせる
力は強いが血虚は補わない。当帰と芍薬の補血の力は同じであるが、当帰は
血を温めて循らせるに対し、芍薬は血を清くして収斂する。駆瘀血作用のあ
る生薬の能をまとめると、当帰は活血補血、芍薬は涼血補血、川芎は温血行血、
桃仁は破血、牡丹皮は涼血活血化瘀、地黄は温血補血となる。また虚証の瘀
血には当帰、川芎、芍薬、地黄が用いられ、実証瘀血には牡丹皮や桃仁が応じ、
陳旧瘀血には水蛭、虻虫、䗪虫などの動物生薬が用いられる。

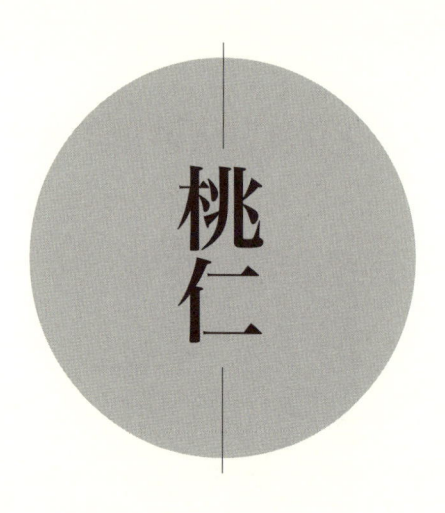

桃仁

実証瘀血を破り、血滞を散らし、
乾血、癥痼、膿瘍等を治す。

桃核承気湯

● のぼせた赤茶けた顔色で、少腹急結し鬱血症状甚だしく
[桃仁・大黄] [桃仁・桂枝]
精神明瞭を欠く者 [桂枝・甘草] を、攻下して [芒硝・大黄] 治す。

太陽病、解セズ熱膀胱ニ結ボレ、狂
ノ如ク、外解シ已ッテ、但ダ少腹急
結スル者。（傷／太陽病中）

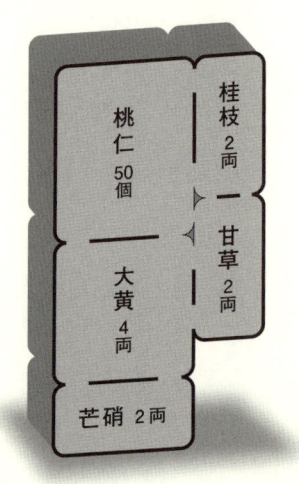

桃仁 50個
大黄 4両
桂枝 2両
甘草 2両
芒硝 2両

第一章●きぐすりの世界

抵当湯

● 鞕満した下腹部の陳旧瘀血を除き ［**水蛭・虻虫**］［**桃仁・大黄**］、
月経異常、発狂様状態、健忘、発黄等を治す。

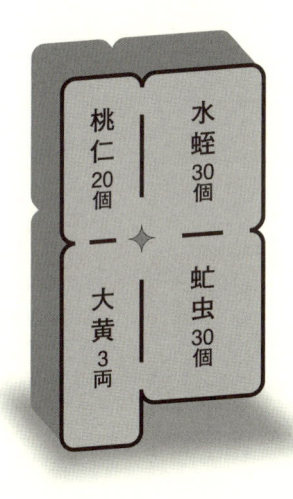

脈微ニシテ沈、狂ヲ発シ、少腹鞕満シテ小便自利ス。（傷 / 太陽病中）

身黄バミ、脈沈結ニシテ少腹鞕ク、小便自利シ、狂ノ如シ。（傷 / 太陽病中）

喜忘シ、屎難シト雖モ反ッテ易ク、其ノ色必ズ黒シ。（傷 / 陽明病）

婦人、経水利下セズ、マタ男子、膀胱満急シ、瘀血有リ。（金 / 婦人雑病）

138

大黄䗪虫丸

● 乾血を滋潤して［䗪虫・乾漆］、
除き［桃仁・大黄］［水蛭・虻虫］、
全身が疲労して腹満して食進まず［黄芩・地黄］［黄芩・芍薬］、
羸痩し、皮膚は枯燥し、また頑固な眼疾患を治す。

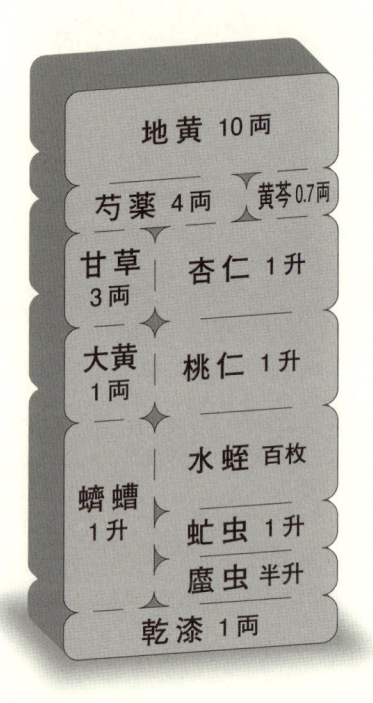

五労虚極、羸痩シ、腹満シテ食スルコト能ワズ、内ニ乾血有リ、肌膚
甲錯、両目黯黒。（金／血痹虚労病）

第一章●きぐすりの世界

桂枝茯苓丸

● 腹力充実し、臍傍に按圧に対する抵抗と圧痛を覚え［**桃仁・牡丹皮**］、
月経異常や出血があり［**牡丹皮・芍薬**］［**桂枝・牡丹皮**］、
頭痛や臍上動悸のある者［**桂枝・茯苓**］。

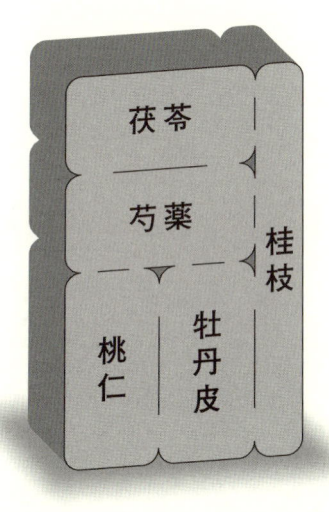

婦人宿癥病有リ、経断エテ未ダ三月ニ及バズシテ漏下ヲ得テ止マズ、
癥痼妊娠ヲ害ス。（金／婦人妊娠病）

桃仁

大黄牡丹皮湯

● 右臍傍ないし回盲部付近の瘀血を破り
 [**大黄・牡丹皮**] [**桃仁・大黄**] [**牡丹皮・瓜子**]、
 大小便不利する者を攻下する [**大黄・芒硝**]。

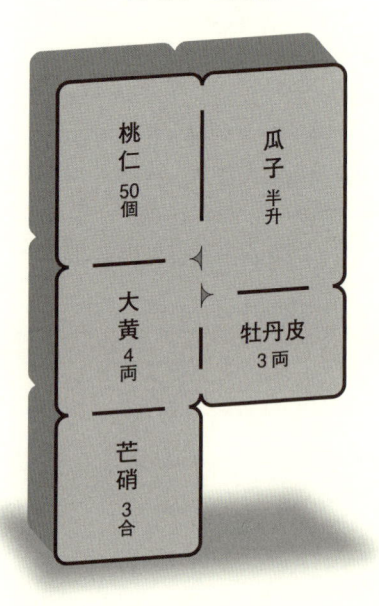

腸癰、少腹腫痞シ、之ヲ按ズレバ即チ痛ミ、淋ノ如ク、小便自ラ調イ、
時時発熱シ、自汗出デ復タ悪寒シ、其ノ脈遅緊ノ者ハ、膿未ダ成ラズ、
之ヲ下スベシ。（金 / 瘡癰腸癰浸淫病）

葦茎湯

〈金〉煩満シ、胸中甲錯ハ、是レ肺癰ト為ス ── [**桃仁・瓜子**]

141

第一章●きぐすりの世界

●桃の種子

品考：皮膜が褐色で楕円形のよく肥った大きく先の尖った仁の白いもの。
成分：青酸配糖体—アミグダリン、ブルナシン。酵素—エムルシン。脂肪油

　＊桃仁と杏仁は成分的には開きはないが、桃仁は人体の下方に作用して瘀血を除き、杏仁は上部に作用して喘を止める。

　桃仁は実証瘀血に用いられ、比較的作用の強い部類に属し、牡丹皮とともに用いられることが多い。その破血作用は牡丹皮と動物生薬の中間である。また牡丹皮や芍薬のような涼血作用はなく、当帰、川芎のような行血作用もない。

　桃仁、杏仁、瓜子仁は同じく油脂性の潤下作用があるので、普段から軟便傾向の者や皮膚が化膿し易い者には注意して用いねばならない。

142

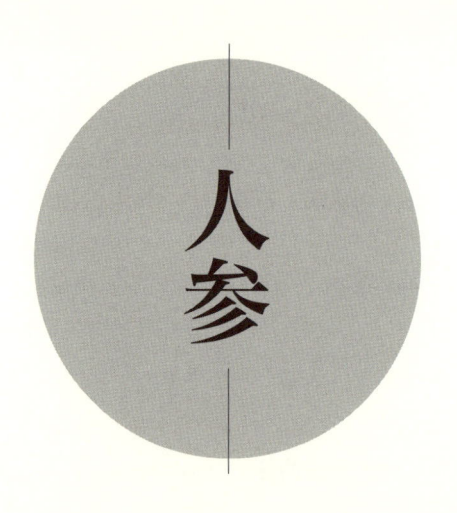

人参

脾胃の虚弱を治す要薬である。
而してその方法に二種ある。
一は血の凝結を砕き健胃、解熱、祛痰に働く竹節人参であり、
一は胃気を鼓舞して血脈を通わせる御種人参である。
これらが関わる何れの症にも心下痞鞕がある。

【血の凝結をゆるめ、熱を除き、脾胃の機能を強化する人参（竹節人参がよい）】

●

小柴胡湯
飲食ヲ欲セズ　──　［**人参・黄芩**］→　柴胡　*p.72*

黄連湯
腹中痛ミ、嘔吐セント欲ス　──　［**人参・乾姜**］→　黄連　*p.16*

半夏瀉心湯
心下痞鞕　──　［**人参・乾姜**］→　黄連　*p.16*

炙甘草湯
脈結代シ、心動悸ス　──　［**人参・麦門冬**］→　地黄　*p.86*

麦門冬湯
大逆上気、咽喉不利　──　［**麦門冬・人参**］→　麦門冬　*p.147*

143

第一章●きぐすりの世界

木防已湯

喘満、心下痞堅 ── ［**防已・人参**］［**桂枝・石膏**］→ 防已 *p.178*

白虎加人参湯

大煩渇、脈洪大 ── ［**人参・石膏**］→ 石膏 *p.106*

呉茱萸湯

吐・利 ── ［**人参・大棗**］

乾姜人参半夏丸

呕吐止マズ ── ［**乾姜・人参**］→ 半夏 *p.149*

温経湯

崩中（帯下） ── ［**人参・麦門冬**］→ 当帰 *p.131*

【胃の機能をふるい立たせ、血脈を通わせて脾胃の虚弱を救う人参（御種人参がよい）】

●

茯苓飲

心胸間ニ虚気満チ食スル能ハズ ── ［**人参・朮**］→ 枳実 *p.42*

大建中湯

心胸中大寒痛、飲食スル能ハズ、モクモク

── ［**蜀椒・乾姜**］［**乾姜・人参**］→ 蜀椒 *p.102*

人参

人参湯

● 身体冷えて心下痞鞕し、胃内停水あり ［**甘草・乾姜**］、
胃腸弱く口中に唾がたまり ［**人参・朮**］、
腹痛し水瀉性の下利する者 ［**人参・乾姜**］。
また心痛のある者。

利止マズ、理中ハ中焦ヲ理ス。
（傷 / 太陽病下）

霍乱、頭痛、発熱、身疼痛シ、寒多ク
シテ水ヲ飲マント欲セズ。（傷 / 霍乱病）

大病差エテ後、喜唾シ、久シク了了タ
ラズ。（傷 / 差後労復病）

胸痺、心中痞シ、留気結ボレテ胸ニ在リ、
胸満シ、脇下ヨリ心ニ逆搶ス。
（金 / 胸痺心痛短気病）

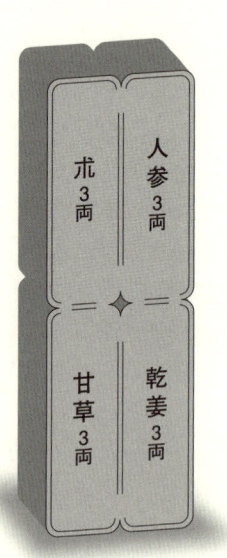

朮 3両　人参 3両　甘草 3両　乾姜 3両

桂枝人参湯

〈傷〉協熱シテ利シ、利下止マズ、心下痞鞕シ、表裏解セザル者

附子湯

身体痛ミ、手足寒エ、骨節痛 ── ［**人参・附子**］→ 附子 *p.162*

四逆加人参湯

下利、亡血 ── ［**人参・附子**］→ 附子 *p.162*

茯苓四逆湯

煩躁 ── ［**人参・乾姜**］［**茯苓・附子**］→ 附子 *p.162*

第一章●きぐすりの世界

●御種人参と竹節人参

御種人参：４～５年成育したオタネニンジンの根。紡錘型で黄色を呈し、潤い
　　　　があり、太く重い。掘りあげてすぐ水洗いして乾燥し刻んでそのまま用
　　　　いる。その細根はヒゲ人参で成分量は多い。
竹節人参：トチバニンジンの根。角質で苦く淡黄色。少しく焙って用いるがよ
　　　　い。
成分：サポニン、ゲニン、脂肪油、糖類
雑話：人参ほど人騒がせな生薬はない。曽て人参は不老長寿の聖薬とされ、虚
　　　を補う主薬と云われ、人参までも用いたが死す者は天命であると称して
　　　病家の機嫌を伺うこともあったと聞く。この弊害は現在に至るまで続い
　　　ているやに見える。
　　　「傷寒論」では人参を単味で用いることはなく、みな諸薬の力を助けて
　　　いるに過ぎない。また危篤に至った者に必ずこれを用いるものでもない。
　　　吾が国では江戸中期以降は、直根人参や竹節人参が用いられるようにな
　　　り、別名"クマノイ"と呼ばれるのは苦みや薬効が熊胆に似ているのに
　　　由来するのかもしれない。
　　　人参は脾胃虚弱、諸虚不足を治するには大効がある。人参を配する薬方
　　　証には必ず心下痞鞕の証があるが、この心下痞鞕には二種類ある。即ち
　　　陽気を引き起こし血脈を通わせて治するものと、血の堅塊を砕いて治す
　　　るものとである。これ御種人参と竹節人参の分かれるところであり、こ
　　　の二種の人参と組む他の生薬の薬能を考慮に入れるとスムーズに使用で
　　　きる。
　　　竹節人参はサポニンの含有量が高く、特にサポニンＲ０が多いので健胃、
　　　解熱、去痰作用が優れている。御種人参には強壮、興奮作用があり、胃
　　　の衰弱、痞鞕を伴う新陳代謝を亢進させる能がある。ヒゲ人参中には数
　　　倍のサポニンを含む。御種、竹参、ひげの使い分けは重要であるが、時
　　　にはこれらを混合してよい場合がある。
　　　田七人参は御種、竹参とは別種である。作用も反対で血を収斂し、渋血
　　　させる。故に止血効果がある。よって芎帰膠艾湯、黄土湯、温経湯など
　　　と併用すると思わぬ効果を発揮することがある。田七人参は加熱せずに
　　　粉末として用いたほうが効果は良い。

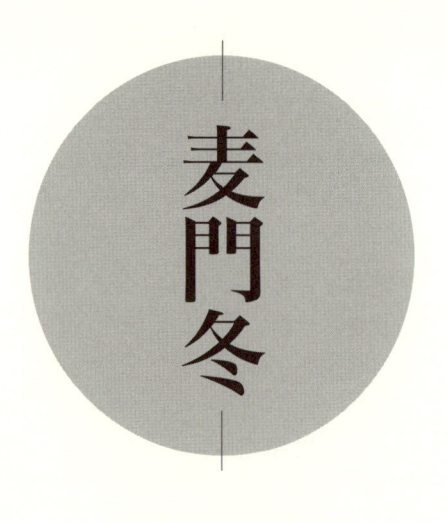

麦門冬

津液を生じて肺を潤し、
また血熱を清する。

麦門冬湯

● 上逆して咽喉乾燥し ［**麦門冬・人参**］［**麦門冬・粳米**］、
　痙攣性欬嗽に苦しむ者 ［**麦門冬・半夏**］。

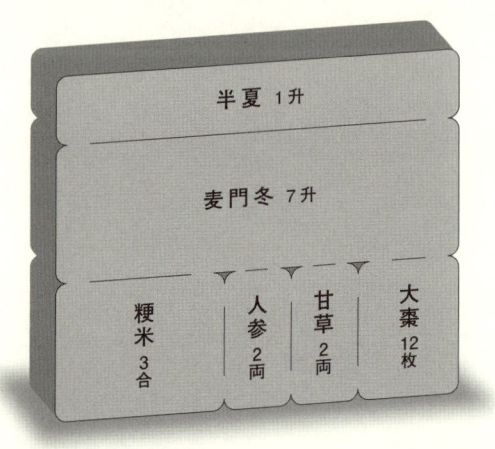

大逆上気シ、咽喉不利シ、逆ヲ止メ気ヲ下ス。（金／肺痿肺癰欬嗽上気病）

第一章●きぐすりの世界

竹葉石膏湯
　　虚羸、少気　──　［**竹葉・石膏**］→　竹葉　*p.125*

炙甘草湯
　　脈結滞、心動悸　──　［**麦門冬・人参**］→　地黄　*p.86*

温経湯
　　手掌煩熱　──　［**麦門冬・人参**］→　当帰　*p.131*
　　唇口乾燥　──　［**麦門冬・半夏**］→　当帰　*p.131*

●ジャノヒゲ又はリュウノヒゲの根

品考：淡黄色で脂液多く、質の柔潤の大きく重いもの。
成分：ステロイドサポニン─オフィオボゴニンA〜D
　　　ホモイソフラボノイド─オフィオボゴノンA、B

　＊麦門冬の効は潤して欬を治す主薬である五味子に相近い。五味子は専ら上焦の燥熱を潤し、麦門冬は広く血分に走る。麦門冬の効は以上の他に脈絶血熱妄行を治す作用がある。後世の生脈散（麦門冬・人参・五味子）の効は偏に麦門冬にある。而し膚冷脈絶の症は古方では通脈四逆湯を設けてあるので一概に拘泥してはならない。

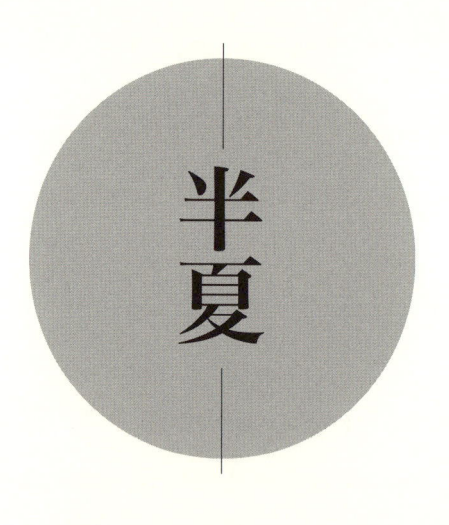

半夏

心胸中、胃部にある水飲を除き、
嘔吐を止め、咽痛を治し、
上部の湿を除き、
下部の燥を潤し、
また潤燥互に通じる。

【胃部にある水毒を除き悪心、嘔吐、腹中雷鳴等を治す】

葛根加半夏湯

　　合病、嘔スル者 ── ［**生姜・半夏**］→ 　葛根 *p.24*

黄芩加半夏生姜湯

　　合病、嘔スル者 ── ［**生姜・半夏**］→ 　黄芩 *p.10*

小柴胡湯

　　喜嘔 ── ［**生姜・半夏**］→ 　柴胡 *p.72*

柴胡桂枝湯

　　微嘔 ── ［**生姜・半夏**］→ 　柴胡 *p.72*

大柴胡湯

　　嘔止マズ ── ［**生姜・半夏**］→ 　柴胡 *p.72*

149

第一章●きぐすりの世界

半夏瀉心湯
　　嘔シテ腹鳴リ　──　［**乾姜・半夏**］［**半夏・大棗**］→　黄連 *p.16*

黄連湯
　　嘔吐セント欲ス　──　［**乾姜・半夏**］→　黄連 *p.16*

乾姜人参半夏丸

● 疲労して心下痞鞕し［**乾姜・人参**］、
　持続性の嘔吐、悪心［**乾姜・半夏**］を治す。

妊娠嘔吐止マズ。（金 / 婦人妊娠病）

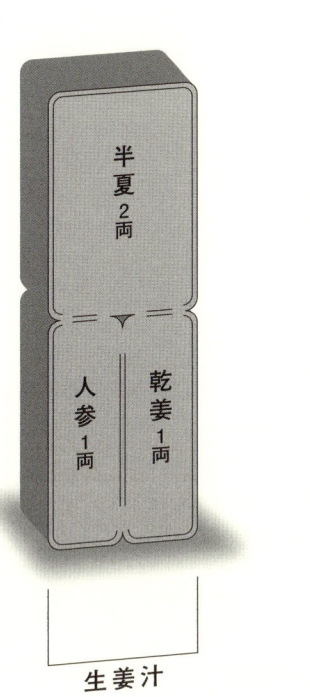

半夏 2両

人参 1両

乾姜 1両

生姜汁

150

半夏

小半夏加茯苓湯

● みずおちが痞えてちょびちょびと吐き［**生姜・半夏**］、
　めまいや動悸する者［**半夏・茯苓**］。

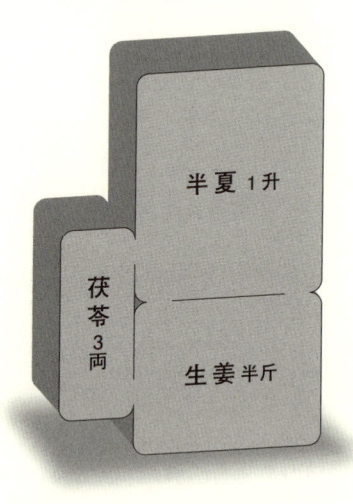

卒かに嘔吐シ、心下痞シ、隔間ニ水有リ、眩悸ス。（金 / 痰飲欬嗽病）

附子粳米湯

　雷鳴切痛　──　［**半夏・大棗**］→　附子　*p.162*

第一章●きぐすりの世界

【中焦に在る水毒を除き、欬、喘、腫、胸痺、胸痛、胸腹満を治す】

●

小青竜湯

　発熱シテ欬 ── ［**乾姜・半夏**］→　麻黄 *p.187*

越婢加半夏湯

　喘、目脱スル状ノ如ク ── ［**生姜・半夏**］→　麻黄 *p.187*

苓甘姜味辛夏仁湯

　形腫ルル者（欬あり）── ［**茯苓・半夏**］→　茯苓 *p.156*

栝呂薤白半夏湯

　心痛背ニ微ス ── ［**栝呂実・半夏**］→　栝呂実 *p.29*

小陥胸湯

● 鳩尾を按圧して過敏痛のある者［**黄連・栝呂実**］［**栝呂実・半夏**］の胸痛、
喘欬を治す。

　また下之早で結胸を起こした者を救う救急薬。

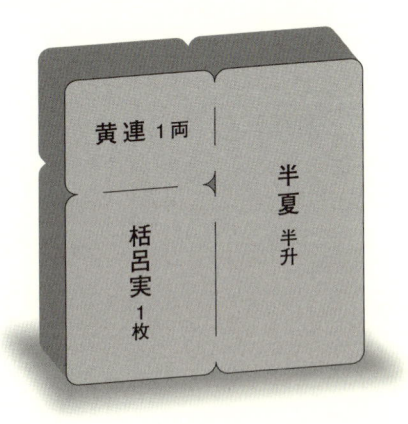

病、正ニ心下ニ在リ、之ヲ按ズレバ即チ痛ミ、脈浮緊。（傷／太陽病下）

152

半夏厚朴湯

● 気分が塞がり、咽中に異物感を意識し［**厚朴・蘇葉**］、
心下が痞えて不安感にさいなまれ［**半夏・厚朴**］［**生姜・半夏**］、
或はめまいし、或は心悸亢進する者。

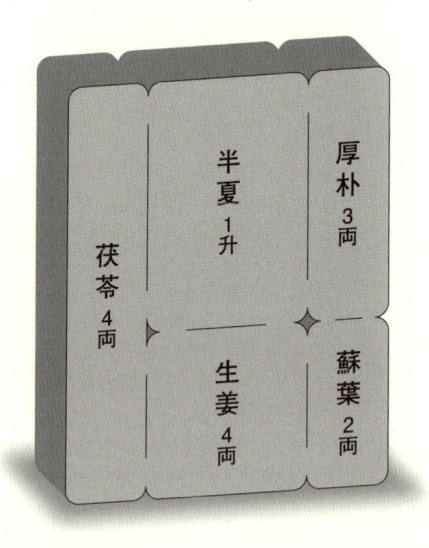

婦人、咽中ニ炙臠有ルガ如シ。（金 / 婦人雑病）

第一章 ●きぐすりの世界

厚朴生姜半夏甘草人参湯

● 腹虚満し［**半夏・厚朴**］、
　嘔して食進まない者［**生姜・半夏**］［**生姜・人参**］。

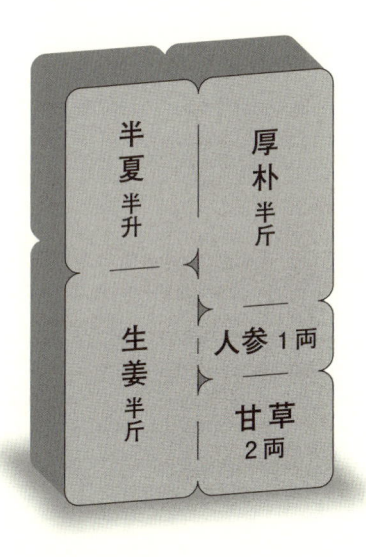

発汗ノ後、腹脹満ス。（傷／太陽病中）

【咽喉腫痛】

●

半夏散及湯

　〈傷〉少陰病、咽中痛ム　──　［**半夏・甘草**］［**桂枝・甘草**］

半夏

【燥を潤す】

●

麦門冬湯
咽喉不利 —— ［**麦門冬・半夏**］→ 麦門冬 *p.147*

竹葉石膏湯
虚羸、少気シ、気逆シテ吐セント欲ス —— ［**竹葉・石膏**］→ 竹葉 *p.125*

温経湯
唇口乾燥 —— ［**麦門冬・半夏**］→ 当帰 *p.131*

●カラズビジャクの塊茎

品考：粒が大きく円く、充実して色白いもの。噛むと始めは僅かに甘いが、後
にひどく咽喉を刺戟して涙を流すほど苦しくなる（ヒネショウガをかじる
とすぐとれる）。

成分：フェノール—3.4 ジヒドロキシベンズアルデヒドジグルコシド（えぐみ成
分）—ホモゲンチジン酸。多糖類—アラビノガラクツロナン

＊半夏は生姜や乾姜と一緒に煎じることが多いのでえぐみはすぐとれるが、
証によってはこのえぐみが反って治療に役立つこともある。栝呂薤白半夏湯
や半夏苦酒湯がよい例である。

第一章●きぐすりの世界

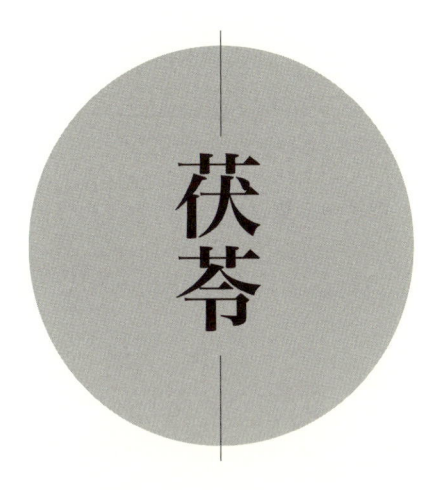

茯苓

気のからんだ水気の逆行を下降して小便を利し、
心下悸、頭眩、煩・煩躁、小便不利を治す。

桂枝去桂加茯苓朮湯

● 心下部が張って微痛し、停水あり ［**朮・生姜**］［**茯苓・朮**］、
汗無く、頭項強痛、発熱等の葛根湯類似の症状を呈し、小便不利する者
［**茯苓・朮**］。

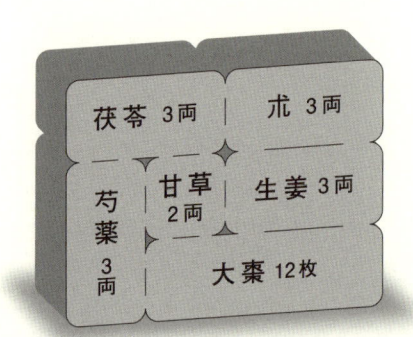

汗、下シ仍ホ頭項強バリ痛ミ、翕翕トシテ発熱シ、汗無ク、心下満チ
微痛シ、小便利セズ。(傷 / 太陽病上)

五苓散
小便利セズ、微熱シ、消渇スル者 ── ［**猪苓・茯苓**］→ 猪苓 *p.128*

真武湯
此レ水気有リト為ス ── ［**茯苓・朮**］→ 附子 *p.162*

茯苓飲
停痰宿水有リ ── ［**茯苓・朮**］→ 枳実 *p.42*

第一章●きぐすりの世界

茯苓沢瀉湯

● 吐して渇し［**茯苓・沢瀉**］、
　胃内停水や小便不利［**茯苓・朮**］があって、
　胃腸症状［**朮・生姜**］や神経症状［**桂枝・甘草**］など訴えの多い者。

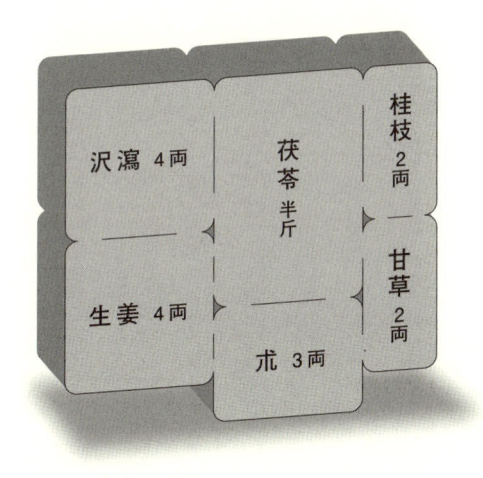

胃反、吐シテ渇シ、水ヲ飲マント欲スル者。（金／嘔吐噦下利病）

苓桂甘棗湯

奔豚 ―― ［**桂枝・茯苓**］→ 桂枝 *p.51*

茯苓

茯苓甘草湯

● ひどく汗が出て［**桂枝・生姜**］、
　足から冷えあがり、激しく動悸し［**茯苓・生姜**］［**茯苓・甘草**］、
　渇はなく、小便不利する者。

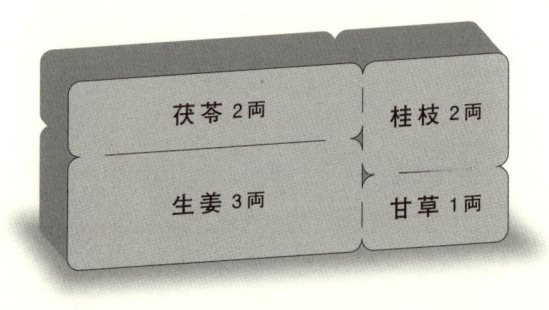

汗出デ（小便不利）渇セズ。（傷 / 太陽病中）

厥シテ心下悸ス。（傷 / 厥陰病）

茯苓杏仁甘草湯

● 胸中に閉塞、疼痛感あり［**茯苓・杏仁**］、
　心悸亢進、呼吸促迫する者［**茯苓・甘草**］。

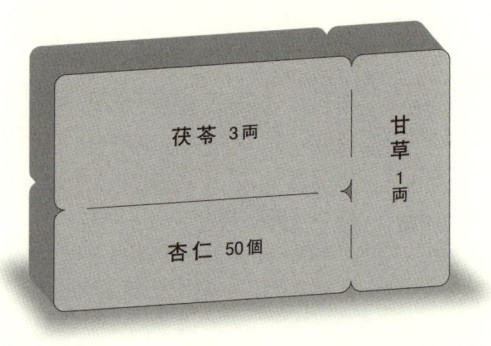

胸痺、胸中気塞ガリ、短気スル者。（金 / 胸痺心痛短気病）

第一章●きぐすりの世界

苓桂味甘湯

手足厥逆、其ノ面酔状ノ如ク、小便難ニ、時ニ冒ス

── ［五味子・桂枝］→　五味子　*p.69*

苓桂朮甘湯

頭眩　──　［桂枝・茯苓］→　桂枝　*p.51*

小半夏加茯苓湯

卒カニ呕吐シ、眩悸ス　──　［半夏・茯苓］→　半夏　*p.149*

茯苓四逆湯

煩躁　──　［茯苓・乾姜］［茯苓・甘草］→　附子　*p.162*

八味丸

小便不利　──　［沢瀉・茯苓］→　附子　*p.162*

猪苓湯

渇シテ水ヲ飲マント欲シ、小便不利

── ［猪苓・茯苓］［滑石・阿膠］→　猪苓　*p.128*

苓姜朮甘湯

腰中冷エ、小便自利　──　［茯苓・朮］［乾姜・朮］→　乾姜　*p.32*

附子湯

手足寒エ、骨節痛　──　［附子・茯苓］→　附子　*p.162*

赤丸

寒気厥逆　──　［烏頭・茯苓］→　烏頭　*p.162*

桂枝茯苓丸

癥瘕　──　［桂枝・茯苓］［桃仁・牡丹皮］→　桃仁　*p.137*

当帰芍薬散

腹中疗痛　──　［茯苓・朮］［当帰・芍薬］→　当帰　*p.131*

●マツホドの菌体

品考：質が緻密で、嚙むと歯に粘りつき、無味のもの。朝鮮から出る北鮮茯苓

が良品。

成分：トリテルペン—エブリコ酸、ステロール。エルゴステロール。多糖類—
　　　パヒマン

　＊猪苓は茯苓に似ているが、滋潤の能はなく、但渇を止め、腫を清す。茯
苓の効は沢瀉に似ているが、上下の差がある。
　松の根元に余気を結んで霊となった茯苓と、深山のブナやナラの落葉の中
で木精が結んで菌核となる猪苓とは、その効は相近く、少しの差である。自
然の妙、天然の恵みをもってみるべし。

第一章●きぐすりの世界

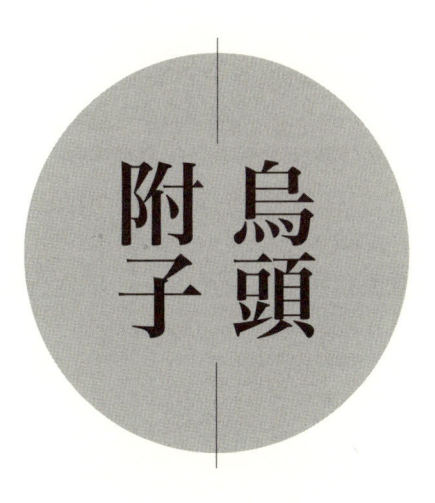

附子は陽気を救い、
悪寒、疼痛、厥逆を治す。
陰証を治す主薬となし、
烏頭は一身の寒堅凍凝を和し、
内外の疼痛を治す。
また附子、烏頭ともに沈痼した凝毒を動発して治癒を促す。

四逆湯

● 冷えて貧血し自然治癒力のひどく減弱した者［**甘草・乾姜**］の、
裏寒を救い煩躁、下利を治し［**乾姜・附子**］、
陽気を復し厥冷を治して虚熱、身体疼痛、吃逆、乾嘔、脱汗、喘、
呼吸困難等を治す［**甘草・附子**］。

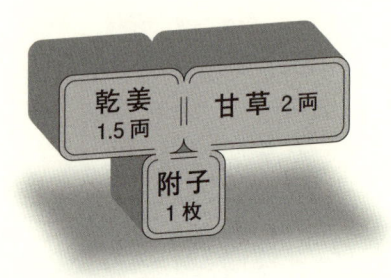

陽気の虚した者を発汗し、亡陽し、全く陰寒の証に陥った者。

（傷 / 太陽病上）

下利清穀止マズ、身疼痛ス。（傷 / 太陽病中）

脈浮ニシテ遅、表熱裏寒、下利清穀。（傷 / 陽明病）

自利シテ渇セズ。（傷 / 太陰病）

手足寒エ、膈上ニ寒飲アリテ乾嘔。（傷 / 太陰病）

大汗出デ、熱去ラズ、内拘急シ、四肢疼ミ、又下利、厥逆シテ悪寒ス。

（傷 / 厥陰病）

吐利シテ汗出デ、発熱悪寒シ、四肢拘急シ、手足厥冷ス。（傷 / 霍乱病）

嘔シテ脈弱、小便復タ利シ、身ニ微熱有リ、厥ヲ見ハス。

（傷 / 厥陰病）（金 / 嘔吐噦下利病）

163

第一章●きぐすりの世界

通脈四逆湯

● 陰寒激甚で食べたものをそのまま下利し［**乾姜・附子**］、
手足から冷えあがり、或は珠のような汗を流し［**甘草・附子**］、
脈は微で触れることも出来ない者の寒毒を温散して［**甘草・乾姜**］、
血脈を通じる。

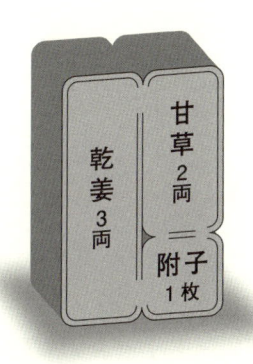

下利清穀、裏寒外熱、手足厥逆シ、脈微ニシテ絶セント欲シ、身反ッテ悪寒セズ、其ノ人面赤色ニ、或ハ腹痛シ、或ハ乾嘔シ、或ハ咽痛シ、或ハ利止ミテ、脈出デザル者。(傷 / 少陰病)

下利清穀シ、裏寒外熱シ、汗出デテ厥スル者。

(傷 / 厥陰病)（金 / 嘔吐噦下利病）

麻黄附子細辛湯

反ッテ発熱 ── ［**麻黄・附子**］→ 麻黄 *p.187*

麻黄附子甘草湯

微シク発汗ス ── ［**麻黄・附子**］→ 麻黄 *p.187*

八味丸

虚労腰痛 ── ［**桂枝・附子**］→ 地黄 *p.86*

附子瀉心湯

心下痞シ、復ッテ悪寒 ── ［**大黄・附子**］→ 黄連 *p.16*

附子・烏頭

桂枝加附子湯

〈傷〉発汗シ、遂ニ漏レテ止マズ、其ノ人悪風シ、小便難ニ、四肢微急シ以テ屈伸シ難キ者 —— ［**桂枝・附子**］

附子湯

● ぐったりと疲れて背悪寒し手足に寒冷を覚え［**人参・附子**］［**附子・茯苓**］、身体骨節疼痛する者［**朮・附子**］。

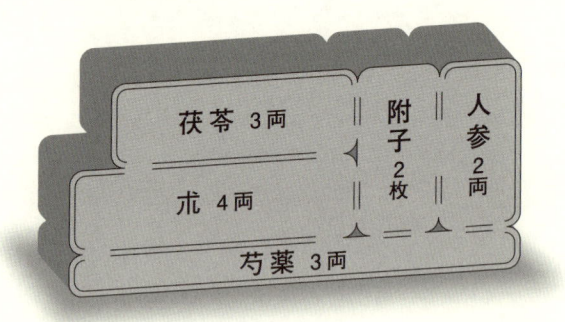

少陰病、口中和シ、背悪寒ス。（傷 / 少陰病）

少陰病、身体痛ミ、手足寒エ、骨節痛ミ、脈沈。（傷 / 少陰病）

懐娠六七月、腹痛、悪寒シ、少腹扇ノ如シ。（金 / 婦人妊娠病）

第一章●きぐすりの世界

桂枝附子湯

● 頭痛、発熱悪寒し、四肢冷える虚羸の者で［**甘草・附子**］、
身体疼痛の強い者［**大量の桂枝と附子**］。

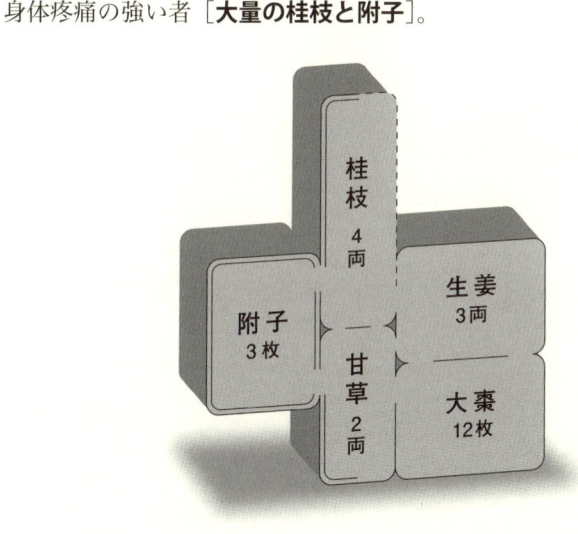

身体疼煩シ、脈浮虚ニシテ濇。（傷 / 太陽病下）

大便鞕ク、小便自利スル者ハ去桂加白朮湯。

（傷 / 太陽病下）（金 / 白朮附子湯　痙湿暍病）

166

附子・烏頭

甘草附子湯

● 疼痛激甚で寒がり［朮・附子］［桂枝・附子］、
　汗出で短気し［桂枝・甘草］、
　小便不利する者［朮・桂枝］。

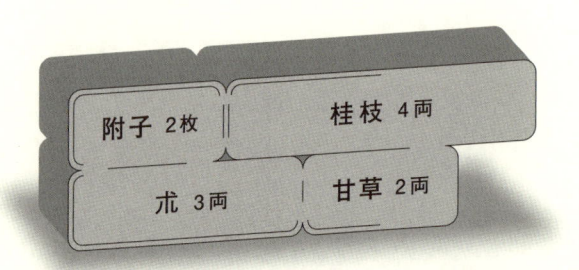

骨節煩疼シ、掣痛シテ屈伸スルヲ得ズ、汗出デ、短気シ、小便利セズ、
悪風シテ衣ヲ去ルヲ欲セズ。（傷 / 太陽病下）（金 / 痙湿暍病）

第一章●きぐすりの世界

桂枝芍薬知母湯

● 身体羸弱して触れ近づけないほどに手足の節々が痛み
[朮・附子][桂枝・附子]、
渇して皮膚枯燥し[知母・甘草][防風・朮]、
比較的抵抗力のある者。

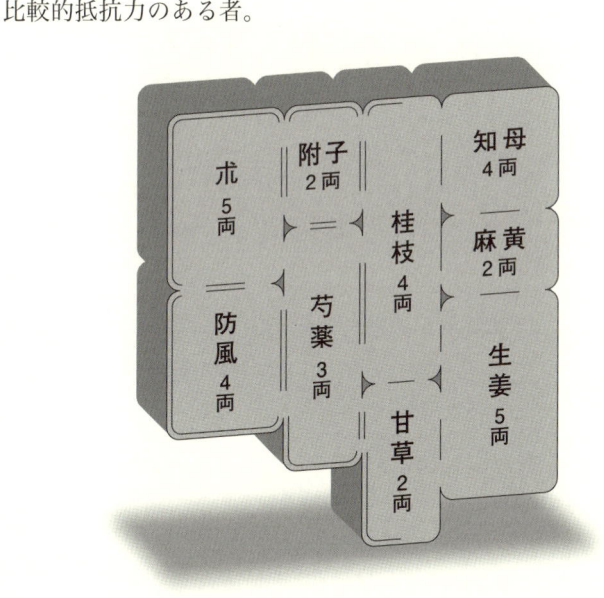

諸ノ肢節疼痛、身体尫羸、脚腫レテ脱スルガ如ク、頭眩シ、短気シ、温温トシテ吐セント欲ス。（金/中風歴節病）

四逆湯

下利清穀 ── [乾姜・附子]

附子・烏頭

四逆加人参湯

● 下利、出血等で身体虚耗に陥り脱水症状甚だしく
［乾姜・人参］［人参・附子］、
四肢厥冷する者［甘草・乾姜］［乾姜・附子］。

悪寒シ、脈微ニシテ復タ利
シ、利止ムハ亡血ナリ。
（傷 / 霍乱病）

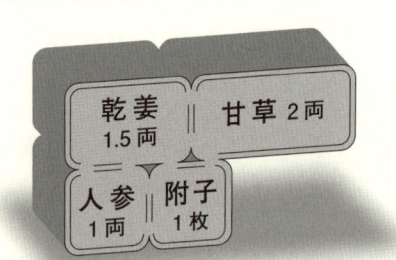

真武湯

● 冷えて停滞した水気［附子・茯苓］が上行して虚熱を発し［茯苓・朮］、
悸し、めまいし［附子・生姜］［茯苓・生姜］、
また水気が下行して腹痛、下利し［朮・芍薬］、
小便不利、浮腫し［茯苓・朮］、困苦を自覚しない者。

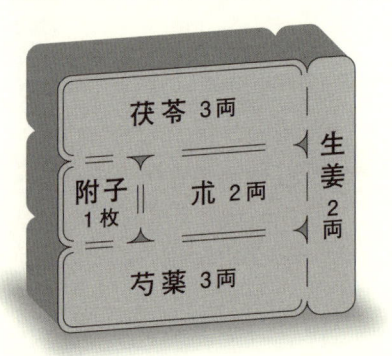

太陽病発汗シ、汗出デテ解セズ、仍ホ発熱シ、心下悸シ、頭眩シ、身
瞤動シ、振振トシテ地ニ擗レント欲ス。（傷 / 太陽病中）

少陰病、腹痛シ、小便利セズ、四肢沈重、疼痛シ、自下利スル者ハ此
レ水気有リト為ス。（傷 / 少陰病）

169

第一章●きぐすりの世界

附子粳米湯

● 腹中冷えて切られるように痛み ［**附子・粳米**］［**附子・半夏**］、
雷鳴し ［**半夏・大棗**］、
嘔吐する者。

腹中ノ寒気、雷鳴切痛シ、胸脇逆満シ、
嘔吐ス。（金 / 腹満寒疝宿食病）

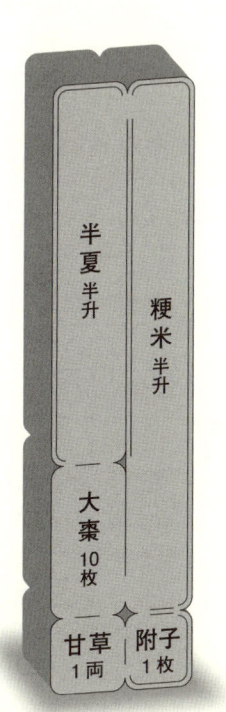

附子・烏頭

薏苡附子敗醬散

● 脈力、腹力ともに弱く、回盲部付近に按圧に対する抵抗と放散する圧痛
があり、皮膚枯燥または甲錯し、尿利渋滞する者 ［**薏苡仁・附子**］ の膿癰。

腸癰、其ノ身甲錯ニシテ、腹皮急、之ヲ
按ズレバ濡ニシテ腫状の如ク、腹ニ積聚
無ク、身ニ熱無クモ、脈数ナルハ、比レ
腸内ニ癰膿有リト為ス。

　　　　　　　　　（金 / 瘡癰腸癰浸淫病）

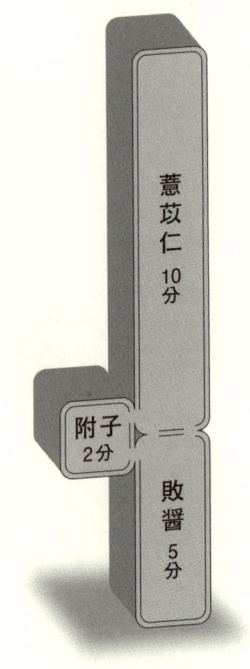

薏苡仁
10分

附子
2分

敗醬
5分

171

第一章●きぐすりの世界

茯苓四逆湯

● 施治したが元気なく煩し躁し［**茯苓・附子**］、
　小便不利し［**茯苓・甘草**］［**茯苓・乾姜**］、
　心下痞鞕し手足厥冷する者［**人参・附子**］［**甘草・乾姜**］。

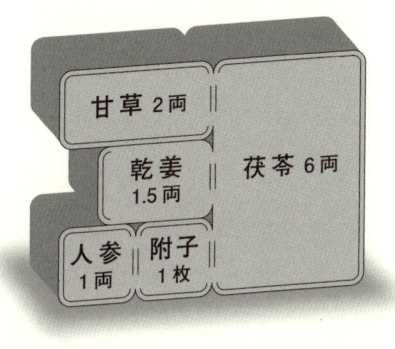

発汗シ、若シクハ之ヲ下シ、病仍ホ解セズ煩躁スル者。（傷／太陽病中）

172

附子・烏頭

烏頭赤石脂丸

● 陽気がめぐらず、水血が上腹部に寒粛して［**蜀椒・乾姜**］、
上腹部激痛する者［**烏頭・乾姜**］。

心痛背に徹シ、背痛心ニ徹ス。
（金 / 胸痺心痛短気病）

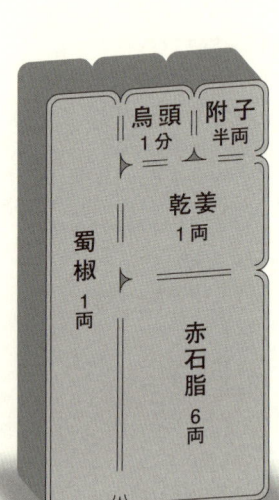

烏頭
1分

附子
半両

乾姜
1両

蜀椒
1両

赤石脂
6両

蜜

173

第一章●きぐすりの世界

赤丸

● 腹中に水血が十分寒凝して［**烏頭・茯苓**］、
腹鳴や嘔吐もなくただ手足はもちろん一身ともに厥逆する者
［**烏頭・細辛**］。

腹中寒気厥逆。（金 / 腹満寒疝宿食病）

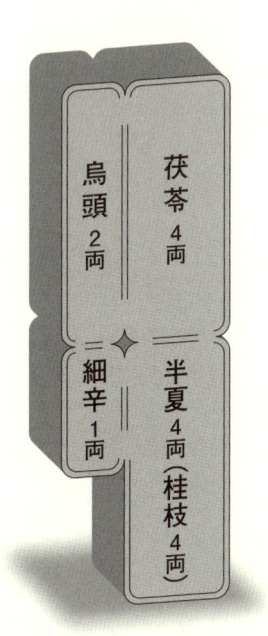

烏頭 2両

細辛 1両

茯苓 4両

半夏 4両（桂枝 4両）

174

附子・烏頭

烏頭湯

● 虎に噛まれるように疼痛が甚だしく［**烏頭・麻黄**］［**麻黄・黄耆**］、腹直筋が緊張する［**芍薬・甘草**］歴節病の聖薬。

歴節ヲ病ミ、屈伸スベカラズ。疼痛ス。（金 / 中風歴節病）

脚気疼痛、屈伸スベカラズ。
（金 / 中風歴節病）

寒疝、腹中絞痛シ、拘急シ転倒スルヲ得ズ、人ヲシテ陰縮ミ、手足厥逆セシム。
（金 / 腹満寒疝宿食病）

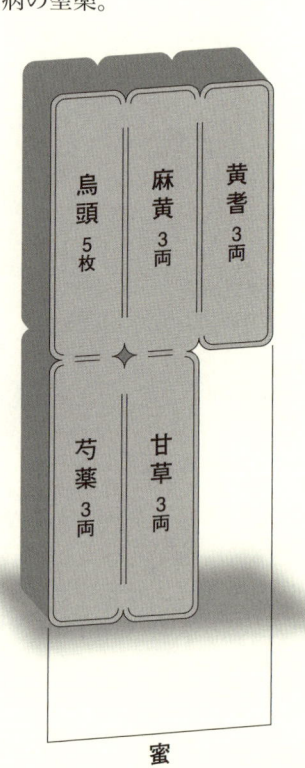

烏頭 5枚
麻黄 3両
黄耆 3両

芍薬 3両
甘草 3両

蜜

175

第一章●きぐすりの世界

烏頭桂枝湯

● 外邪のために寒疝が触発された ［**烏頭・桂枝**］ 激烈な腹痛、四肢痛、麻痺、
しびれの者で、
自汗の傾向のある者。

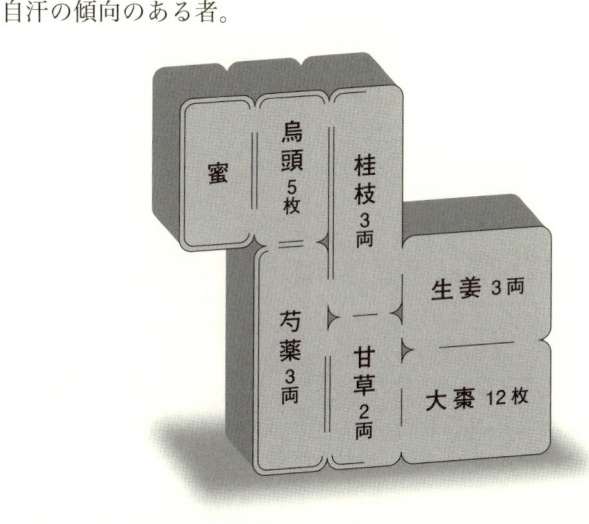

寒疝、腹中痛ミ、逆冷シテ手足不仁ス。若シ身疼痛シ、灸刺、諸薬ニ
テ治スル能ワズンバ、抵当烏頭桂枝湯之ヲ主ル。（金 / 腹満寒疝宿食病）

桂枝加朮附湯

〈類聚方広義〉……諸瘍疽、瘀膿尽きず、新肉長ぜず遷延して愈えざる者を治す。
本方証に限らず諸病荏苒として愈えざる者の症に、附子或は烏頭を加えて、
温めてゆさぶりをかけてやると間々愁眉を開き快方に向かうことがある。

●トリカブトの子根が附子、母根が烏頭

成分：猛毒性のアコニチン系アルカロイド、低毒性アルカロイド。強心成分—
ヒゲナミン

176

附子・烏頭

　＊附子、烏頭ともに通常加熱加水分解して用いる。四逆湯類と白通湯は、原典では修治せずにそのまま生附子として用いることになっている。

　附子、烏頭を含む薬方は必ず一時間以上時間をかけて煎じなければならない。また粳米、膠飴、阿膠等の粘漿剤や生姜、乾姜を加えて煎じるときは附子の吸収は遅くなる。

　烏頭剤は必ず上質の蜂蜜を加えて煎じなければ不測の事態は免れない。

　法の通りに用いれば附子・烏頭剤で中毒することはない。あれば瞑眩作用か又はアレルギー反応である。

　昔から黒豆甘草煎（甘草15g、黒豆60gを煎じて分3）が附子中毒によいとされているが、効果は期待できる。

雑話：私の漢方修行はトリカブトを求めての戦いであった。富士山麓にハナトリカブトを求め、また山形、秋田、富山地方からヤマトリカブトを探して、自家薬草園に植えつけ、鶏糞をたっぷり与えてブクブクに太らせた物（一種の減毒修治法）を水で濡らした和紙に包んで灰を盛った支那鍋で焼き芋のように加熱してアメ色の炮附子を作っていたが、やがてオートクレーブと云う便利な加熱加圧機が分かって、成分検査においても好みのアコニチン系アルカロイドを含有した炮附子を作れるようになった。生附子は臍を除き八片に割って乾燥すればよく、母根である烏頭も栽培で得ることができた。

　総じて言えることは北前船が活躍した日本海側の山地に自生しているヤマトリカブトは成分等が安定していて使い易かったが、太平洋側の物は使用に耐えなかった。

177

第一章●きぐすりの世界

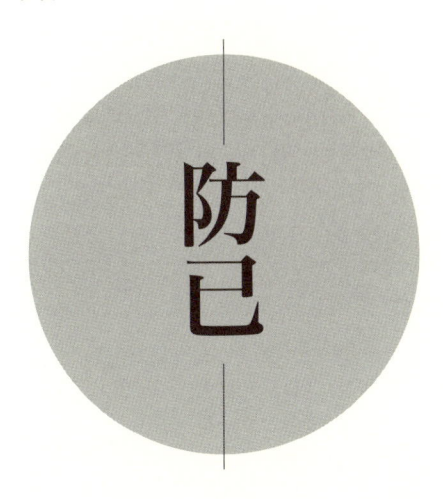

防已

表位の水気を瀉し風水を療する要薬。

防已黄耆湯

● 色白、水肥りで汗が出て下肢が浮腫し［**防已・黄耆**］、
　疲れ易く、蝦蟇腹の者［**黄耆・朮**］。

風湿、脈浮ニ、身重ク、汗出デ
悪風スル者。（金／痙湿暍病）

風水、脈浮ニ、身重ク、汗出デ
悪風スル者。（金／水気病）

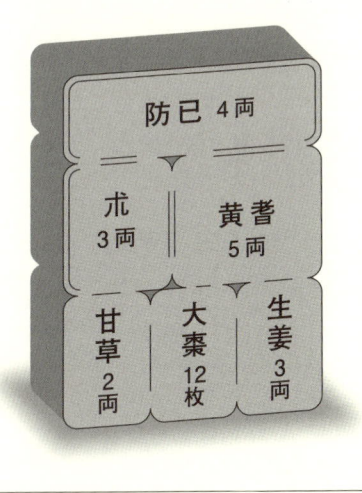

防已茯苓湯

〈金〉四肢腫レ、水気皮膚中ニ在リ、四肢聶聶トシテ動ク者

—— ［**防已・茯苓**］

木防已湯

● 脈候、腹候ともに力があり、面色蒼黒く心下部が痞えてひどく堅く
［**防已・人参**］、
動悸腹満して息苦しく ［**桂枝・石膏**］、
渇して尿利渋滞し ［**防已・石膏**］、
浮腫する者 ［**防已・桂枝**］。

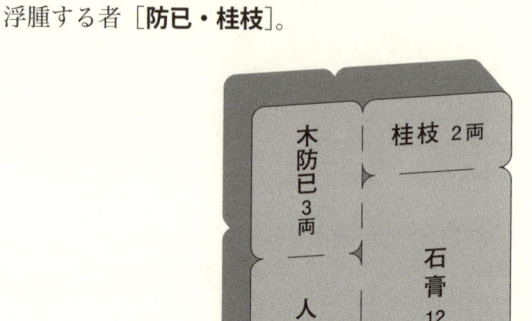

木防已 3両 —— 人参 4両

桂枝 2両

石膏 12枚

隔間ノ支飲ニシテ、喘満シ、心下痞堅、面色黧黒、其ノ脈沈緊。

（金 / 痰飲欬嗽病）

●オオツヅラフジのつる性の茎、又は根

品考：茎は皮が粗く、黒灰色で横断面は菊花状で紋理があり、内部は黒褐色。
　　　根を漢防已と呼び芋のように白く、葛根に似て切り口は黒く、時に苦い。
成分：イソキノリンアルカロイドーシノメニン、ジシノメニン、イソシノメニン

第一章 ● きぐすりの世界

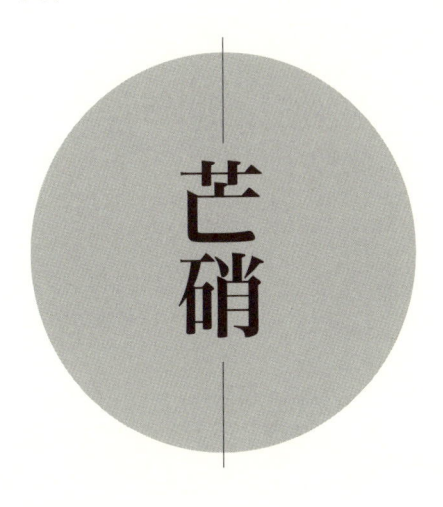

芒硝

燥を潤し堅を軟らげ下泄して熱を除く。

大陥胸湯

〈傷〉隔内拒痛シ、短気、躁煩シ、心中懊憹シ、心下因テ鞕キ者

—— ［**大黄・甘遂**］［**大黄・芒硝**］

調胃承気湯

胃気不和 —— ［**大黄・芒硝**］→ 大黄 *p.113*

大承気湯

湖熱、燥屎 —— ［**大黄・芒硝**］［**枳実・大黄**］→ 大黄 *p.113*

大黄硝石湯

黄疸、腹満 —— ［**大黄・硝石**］→ 大黄 *p.113*

桃核承気湯

少腹急結 —— ［**桃仁・大黄**］［**大黄・芒硝**］→ 桃仁 *p.137*

大黄牡丹皮湯

腸癰 —— ［**大黄・牡丹皮**］［**大黄・芒硝**］→ 桃仁 *p.137*

● $Na_2SO_4 \cdot 10H_2O$ または $MgSO_4$

　＊芒硝は他薬と一緒に煎じるとその成分の抽出を著しく阻害するので他薬を煎じた後に加えよと指示してある。

　大黄は走って守らず、芒硝は燥を潤して堅を軟らげる。この二者の効相まって燥屎を去り実熱を挫く。枯呂根にも潤す能があるが、それは不足した津液を補う効である。

第一章 ● きぐすりの世界

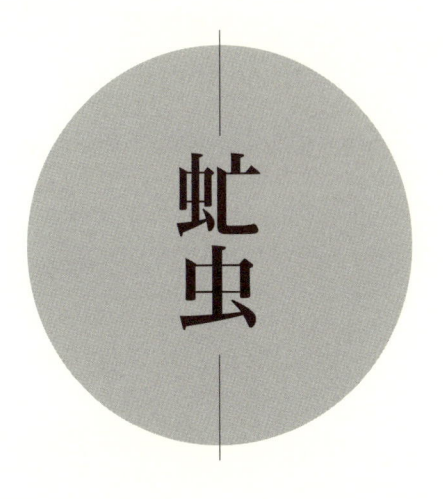

虻虫

虻虫は水蛭とともに破血の要薬。
その効、用法は水蛭に同じ。

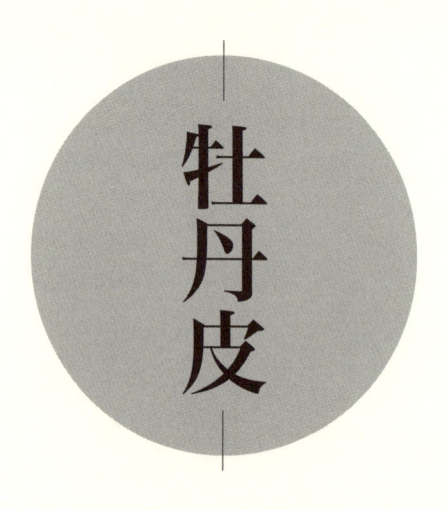

牡丹皮

血中の伏熱を瀉し血を和し、
癥痼、少腹不仁、帯下、腸癰等を治す。

桂枝茯苓丸

　癥痼 ── ［**桃仁・牡丹皮**］［**桂枝・牡丹皮**］→　桃仁 *p.137*

八味丸

　少腹不仁 ── ［**地黄・牡丹皮**］［**桂枝・牡丹皮**］→　地黄 *p.86*

温経湯

　帯下 ── ［**阿膠・牡丹皮**］［**桂枝・牡丹皮**］→　当帰 *p.131*

大黄牡丹皮湯

　腸癰 ── ［**大黄・牡丹皮**］→　桃仁 *p.137*

●ボタンの根皮

品考：外面赤褐色、内部は淡紅色で、切断面にペオノールの結晶を見ること
　　　がある。
成分：フェノール類―ペオノール、ペオノシド。モノテルペン配糖体―ペオ

第一章●きぐすりの世界

ニフローリン

＊牡丹と芍薬はその性頗る相近く、芍薬は斂を主とし、牡丹は散を主とする。
牡丹は桂枝と同様に血脈中に走り瘀滞を除くが、桂枝を併用すると血行促
進効果は一段と高まる。

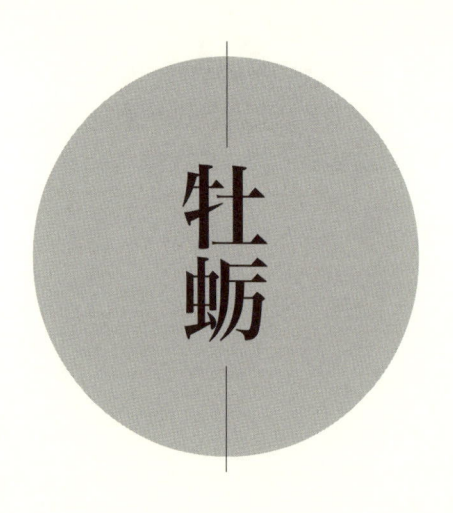

牡蛎

水血の凝堅を軟らげ、驚を鎮め、
水気を利す。

桂枝加竜骨牡蛎湯
　　失精、夢交 ── ［**桂枝・竜骨**］→ 　桂枝 *p.51*

桂枝甘草竜骨牡蛎湯
　　煩躁 ── ［**桂枝・甘草**］［**竜骨・牡蛎**］→ 　桂枝 *p.51*

柴胡桂枝乾姜湯
　　心煩 ── ［**桂枝・牡蛎**］→ 　柴胡 *p.72*

柴胡加竜骨牡蛎湯
　　胸満煩驚 ── ［**柴胡・黄芩**］［**竜骨・牡蛎**］→ 　柴胡 *p.72*

●カキの貝殻

成分：80 〜 95％は $CaCO_3$。少量の $Ca(PO_4)_2$

　＊水煎により溶出する Ca、Mg の量は焼牡蛎のほうがはるかに多く、収斂
作用も焼牡蛎が優っている。

第一章●きぐすりの世界

　Caを主成分とする石膏は実証の熱に用いられ、牡蛎は実証で無汗の者には用いられない。竜骨と牡蛎の効は相近い。竜骨は固気を主とし鎮静に働き、牡蛎は利水を主とする。

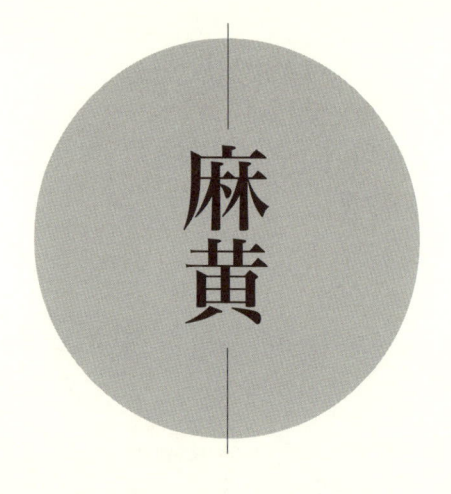

麻黄

上部、表位に凝結する水気を和し、
傍ら陽気を発する。

葛根湯

汗無ク悪風 ── ［**桂枝・麻黄**］→ 葛根 *p.24*

第一章●きぐすりの世界

小青竜湯

● 脈候は緊細で力があり、冷えっぽい顔色で、発熱して欬する者
　[桂枝・麻黄][麻黄・細辛] の心下の水気を除き [甘草・乾姜]、
　乾嘔を治し [乾姜・半夏]、
　表証、喘欬、稀薄な喀痰等を治す。

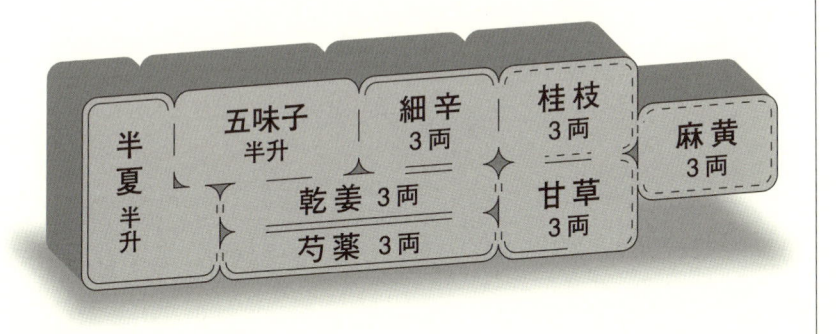

傷寒、表（未ダ）解セズ、心下ニ水気有リ、乾嘔シ、発熱シテ欬スル。
　　　　　　　　　　　　　　　　　　　　　　　　（傷 / 太陽病中）

心下ニ水気有リ、欬シテ微喘シ、発熱シ、渇セズ。（傷 / 太陽病中）

欬逆倚息シ、臥スルヲ得ズ。（金 / 痰飲欬嗽病）

婦人涎沫ヲ吐ス。（金 / 婦人雑病）

麻黄湯

● 表邪固く張りつめて汗無く［**桂枝・麻黄**］、
頭痛発熱し［**桂枝・甘草**］、
喘し［**麻黄・杏仁**］、
身疼痛する者［**甘草・麻黄**］を強力に発汗する。

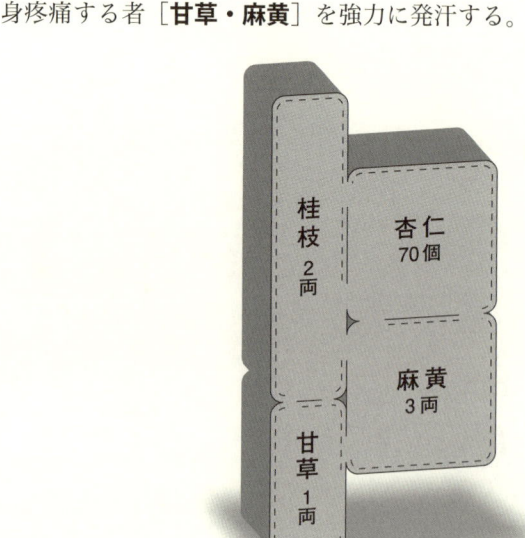

頭痛発熱シ、身疼、腰痛、骨節疼痛シ、悪風シ、汗無クシテ喘ス。

(傷 / 太陽病中)

太陽ト陽明トノ合病、喘シテ胸満シ、下ス可カラザル者。(傷 / 太陽病中)

傷寒、脈浮緊ニ汗ヲ発セズ、因ッテ衄ヲ致ス。(傷 / 太陽病中)

陽明病、脈浮、汗無クシテ喘ス。(傷 / 陽明病)

第一章●きぐすりの世界

大青竜湯

● 他の発汗の剤を与えても容易に発汗せず煩躁する者の汗を峻発させ
　[**桂枝・麻黄・石膏**]、
　発熱悪寒し [**桂枝・麻黄**]、
　身疼痛し、喘する者 [**甘草・麻黄**] 等を治す。
　また病沈伏した重症の者を発汗する。

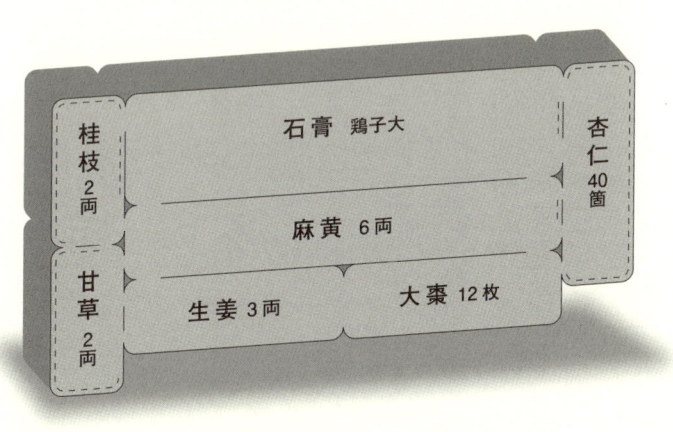

太陽の中風、脈浮緊ニ、発熱悪寒シ、身疼痛シ、汗出デズシテ煩躁。

(傷 / 太陽病中)

傷寒、脈浮緩ニ、身疼マズ但重ク、乍チ軽キ時有リ。少陰ノ証無シ。

(傷 / 太陽病中)

溢飲ノ者ハ、其ノ汗ヲ発スベシ。(金 / 痰飲欬嗽病)

桂枝麻黄各半湯

　熱多ク寒少ナシ ── [**桂枝湯・麻黄湯**] → 　桂枝 *p.51*

桂枝二越婢一湯

　熱多ク寒少ナシ ── [**桂枝湯・越婢湯**] → 　桂枝 *p.51*

続命湯

● 脳血管障害等で運動、知覚、言語障害があり、実証に近い者の気血をめぐらし、陽気をかよわす。

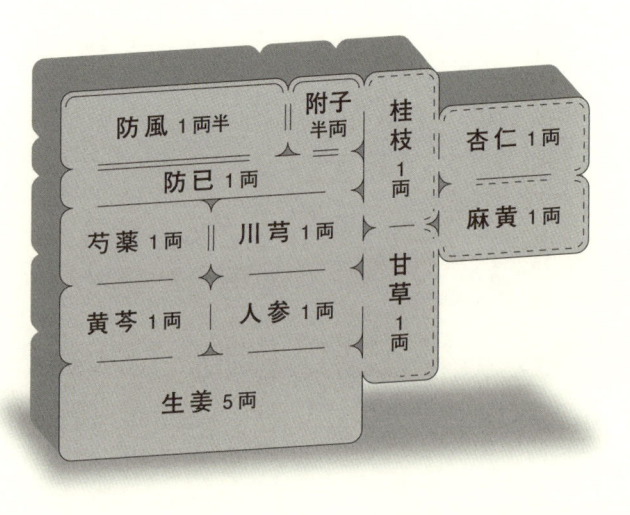

中風、痱ニテ自ラ収メルコト能ワズ、口言ウ能ワズ、冒昧ニシテ痛ム所ヲ知ラズ、或ハ拘急シ転側スルヲ得ズ。(金—古今録験—中風歴節病)

＊統命湯は大青竜湯に血気の滞りを行らす当帰・川芎と陽気を通わす甘草・乾姜が加わった方である。
＊小続命湯(千金方諸風、和剤局方諸風)は麻黄湯をベースにして、血を行らす川芎・芍薬、風を去り湿を除く防風・防已、脾胃の機能を扶ける黄芩・人参の加わったもので、作用は統命湯に較べて緩である。

第一章●きぐすりの世界

麻杏甘石湯

● 内に伏熱があって赤ら顔で汗出で渇し[**麻黄・石膏**]、
　激しい喘欬の者[**麻黄・杏仁**][**甘草・麻黄**]。

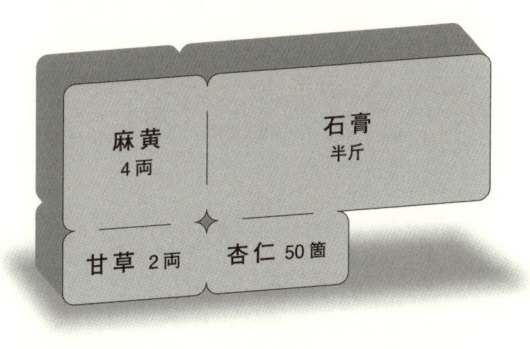

汗出デテ喘シ、大熱無シ。(傷/太陽病中)

越婢湯

● 肌肉の伏熱を通過発越させて[**麻黄・石膏**]、
　浮腫し或は喘し[**甘草・麻黄**]、渇して汗出で小便不利する者。

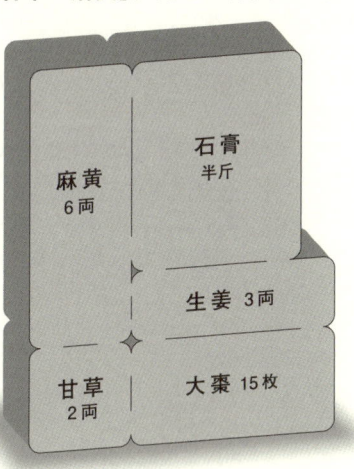

風水、悪風シ、一身悉ク腫レ、脈浮ニ渇セズ (?)、続イテ自汗出デ、大
熱無シ。(金/水気病)

192

麻黄

甘草麻黄湯

〈金〉裏水（皮水）ハ、一身面目洪腫レ、其脈沈、小便利セズ、故ニ水ヲ病マシム

〈類聚方広義、藤平健註〉喘息の発作止めとしてしばしば用いられる。また連用して根治することもある ── ［**甘草・麻黄**］

麻杏薏甘湯

● 内に水気有り外は血分枯燥し［**麻黄・薏苡仁**］、
　一身疼痛、喘欬、皮膚部の湿潤、疣贅等の者。

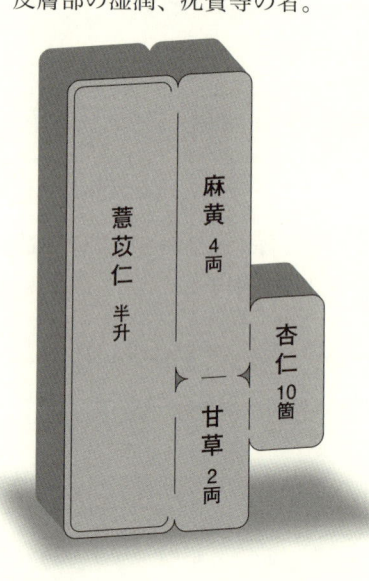

一身尽ク痛ミ、発熱シ日晡所劇シキ風湿。此ノ病ハ汗出デ風ニ当リ、或ハ久シク冷ヲ取リ傷レテ致ス。（金／痙湿暍病）

第一章●きぐすりの世界

麻黄附子細辛湯

● 好んで蹉臥し、背中全体にイヤーな寒けを覚え、のど赤く［**麻黄・附子**］、或は欬に苦しむ者［**細辛・附子**］。

附子 1枚

麻黄 2両

細辛 2両

少陰病、始メテ之ヲ得、反ッテ発熱シ、脈沈。（傷／少陰病）

麻黄附子甘草湯

〈傷〉少陰病。之ヲ得テ二三日、裏証無キヲ以テノ故ニ麻黄附子甘草湯ニテ微シク発汗ス ── ［**麻黄・附子**］

●マオウの茎

品考：麻黄は所謂六陳八新の一種で、採取3〜4年経てやや黄色に変じたものは飲む人を煩されることは少ない。

成分：フェネチルアミンアルカロイド─ (−)−エフェドリン、(+)−プソイドエフェドリン、(−)−メチルエフェドリン

　＊麻黄は中枢に対して興奮的に働くので、心疾患のある者や虚弱者には注意して用いねばならない。

　また陽（体に備わっているエネルギー）を発するので、脱汗、尿閉、胃腸障害、不眠、疲労等には慎重に用いねばならない。

194

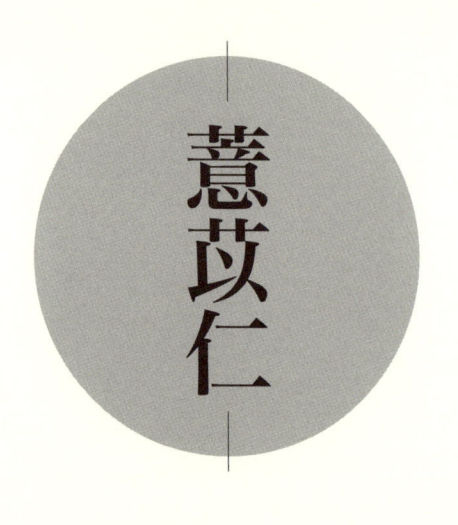

薏苡仁

血燥を潤し、津液を生じ、瘀血を和し、
一身の甲錯、疼痛、肺癰、腸癰を治し、
疣斑頑肉を融和する。

麻杏薏甘湯

　一身尽ク痛ミ ── [**麻黄・薏苡仁**] → 　麻黄 *p.187*

葦茎湯

　肺癰 ── [**葦茎・薏苡仁**] → 　桃仁 *p.137*

薏苡附子敗醤散

　腸癰 ── [**薏苡仁・敗醤根**] → 　附子 *p.162*

● ハトムギの種子

品考：小粒で米を嚙むようにサラッとして、パリパリしたもの。

成分：デンプン、タンパク質、脂肪油、脂肪酸。多糖類―コイキサン A ～ C

　＊黒板のように肌がザラザラとして油気のない者によい。

　奥田謙蔵先生は、薏苡仁をよく方に加味して用いられたと聞く。これ即ち疣
斑頑肉を調和する謂である。陰証の方には 8g/日、陽明には 15-20g/日である。

第一章●きぐすりの世界

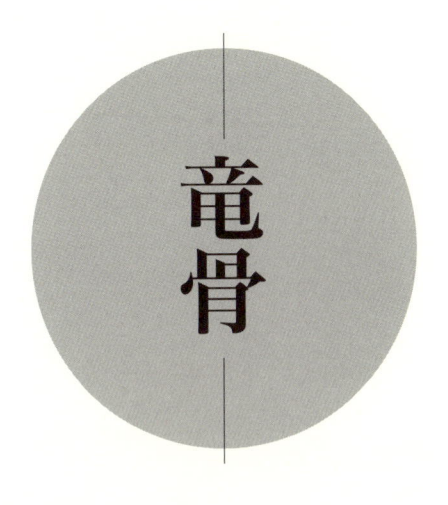

竜骨

ふわふわした気持ちを落ちつかせて固気し、
驚を鎮める。

桂枝加竜骨牡蛎湯
　失精家　──　［**桂枝・竜骨**］→　桂枝　*p.51*

柴胡竜骨牡蛎湯
　胸満煩驚　──　［**桂枝・竜骨**］→　柴胡　*p.72*

●太古の象類動物の化石となった骨

品考：青みがかった白色で内部の髄質は鬆疎で多数の細孔が通じている。噛
　　　むと舌を吸うように粘着する。

成分：炭酸 Ca、リン酸 Ca

第二章

症候、方、薬徴

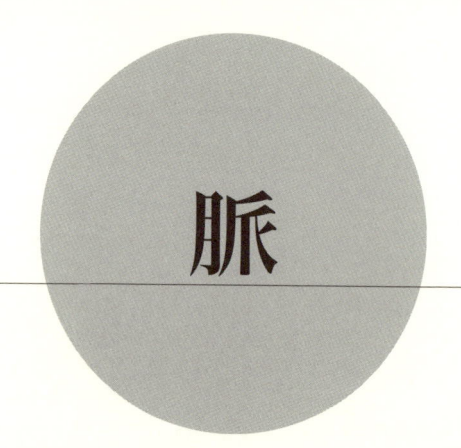

脈

太陽ノ中風脈浮	桂枝湯	［桂枝・甘草］
脈促、胸満	桂枝去芍薬湯	［桂枝・甘草］（去芍薬）
脈浮緊、汗無クシテ喘	麻黄湯	［桂枝・麻黄］
脈浮緊、汗出デズシテ煩躁	大青竜湯	［桂枝・麻黄・石膏］
脈細ニシテ絶セント欲ス	当帰四逆湯	［当帰・大棗］
脈結代、心動悸	炙甘草湯	［麦門冬・人参］
脈浮数、煩渇	五苓散	［猪苓・茯苓］
利遂ニ止マズ脈促、喘シテ汗出ヅ	葛根黄連黄芩湯	［葛根・黄連］
脈洪大、大汗、大煩渇	白虎加人参湯	［石膏・人参］
脈遅、潮熱、燥屎	大承気湯	［枳実・大黄］
		［大黄・芒硝］
脈浮ニシテ遅	四逆湯	［乾姜・附子］
脈微ニシテ絶セント欲ス	通脈四逆湯	［乾姜（増量）・附子］

第二章●症候、方、薬徴

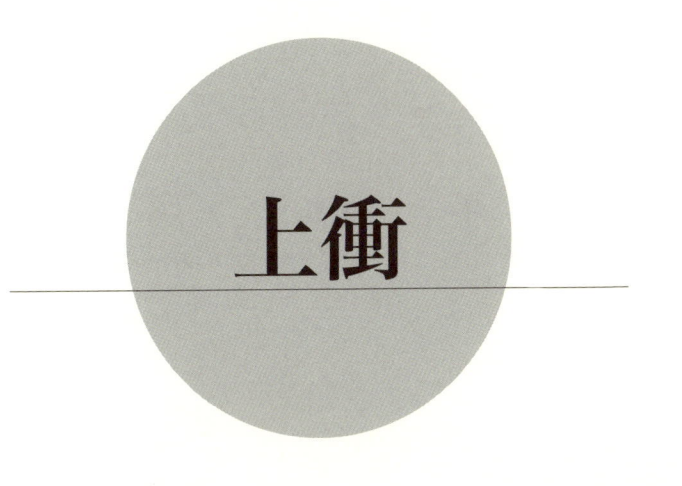

上衝

奔豚気、気少腹ヨリ心ニ上衝	桂枝加桂湯	［桂枝・甘草］
奔豚、臍下悸	苓桂甘棗湯	［桂枝・茯苓］
		［甘草・大棗］
気胸ニ上衝シ、起テバ則チ頭眩ス	苓桂朮甘湯	［桂枝・甘草］
気胸咽ヲ衝キ、手足厥逆	苓桂味甘湯	［桂枝・茯苓］
気心ニ上撞シ、心中疼熱	〈厥陰病〉	［乾姜・附子］

200

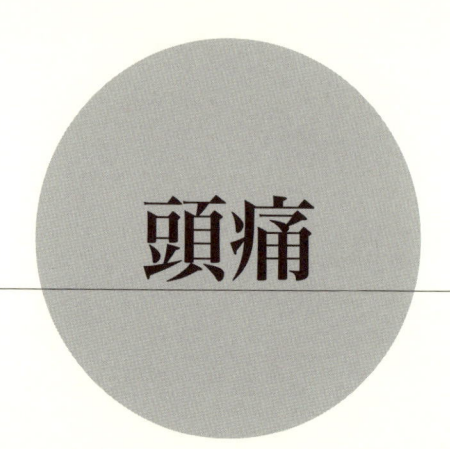

頭痛

頭項強痛	太陽病	［桂枝・甘草］
頭痛発熱シ汗出デ悪風	桂枝湯	［桂枝・甘草］
頭痛発熱、身疼腰痛	麻黄湯	［桂枝・麻黄］
頭項強バリ痛ミ、小便不利	桂枝去桂加茯苓朮湯	［茯苓・朮］
霍乱、頭痛	五苓散	［猪苓・茯苓］
頭痛熱アル者	承気湯	［大黄・芒硝］
手足厥逆、煩躁、頭痛	呉茱萸湯	［呉茱萸・生姜］
病発熱、頭痛、脈反ッテ沈	麻黄附子細辛湯	［麻黄・附子］

第二章●症候、方、薬徴

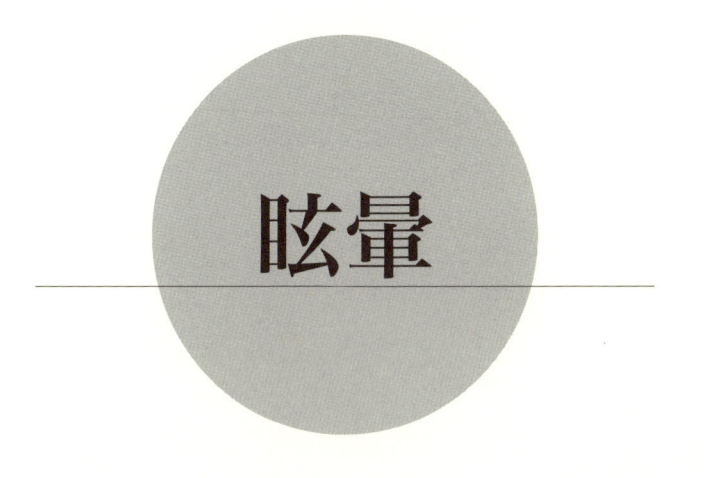

眩暈

口苦、咽乾、目眩	〈少陽病〉	[**柴胡・黄芩**]
卒カニ嘔吐、眩悸	小半夏加茯苓湯	[**半夏・茯苓**]
涎沫ヲ吐シテ癲眩ス	五苓散	[**猪苓・茯苓**]
目眩シ、髪落ツ	桂枝加竜骨牡蛎湯	[**桂枝・竜骨**]
心下ニ支飲有リ冒眩ニ苦シム	沢瀉湯	[**沢瀉・朮**]
起テバ則チ頭眩ス	苓桂朮甘湯	[**桂枝・茯苓**]
肺中冷、必ズ眩ス	甘草乾姜湯	[**甘草・乾姜**]
頭眩シ振振トシテ地ニ僻レント欲ス	真武湯	[**生姜・附子**]

寒・冷・厥

脈浮、頭項強痛シ而シテ悪寒	〈太陽病〉	［桂枝・甘草］
汗出デテ悪風シ、脈緩	〈中風〉	［桂枝・甘草］
頭痛、発熱シ、汗出デ悪風	桂枝湯	［桂枝・甘草］
項背強バリ反ッテ汗出デ悪風	桂枝加葛根湯	［桂枝・葛根］
必ズ悪寒シ、体痛、脈緊	〈傷寒〉	［桂枝・麻黄］
項背強バリ汗無ク悪風	葛根湯	［桂枝・葛根］
		［桂枝・麻黄］
悪風、汗無クシテ喘	麻黄湯	［桂枝・麻黄］
手足厥寒	当帰四逆湯	［当帰・大棗］
		［当帰・細辛］
厥シテ心下悸	茯苓甘草湯	［生姜・茯苓］
往来寒熱、胸脇満微結	柴胡桂枝乾姜湯	［柴胡・黄芩］
失精家、陰頭寒エ	桂枝加竜骨牡蛎湯	［桂枝・竜骨］
往来寒熱、胸脇苦満	小柴胡湯	［柴胡・黄芩］

203

第二章●症候、方、薬徴

少陰病、四逆	四逆散	［柴胡・枳実］
往来寒熱、心下急	大柴胡湯	［柴胡・黄芩］
脈滑而厥スル者	白虎湯	［石膏・知母］
渇シテ背微悪寒	白虎加人参湯	［石膏・人参］
之ヲ得テ便チ厥シ煩躁	甘草乾姜湯	［甘草・乾姜］
手足厥冷シ煩躁	呉茱萸湯	［呉茱萸・生姜］
身体重ク、腰中冷エ、小便自利	苓姜朮甘湯	［乾姜・朮］
腹中寒気、厥逆	赤丸	［茯苓・烏頭］
心下痞シ復ッテ悪寒	附子瀉心湯	［大黄・附子］
悪風シ、四肢微急	桂枝加附子湯	［桂枝・附子］
反ッテ悪寒	芍薬甘草附子湯	［甘草・附子］ ［芍薬・附子］
骨節疼煩、悪風	甘草附子湯	［桂枝・附子］
背悪寒	麻黄附子細辛湯	［細辛・附子］
冷えびえとした顔付	真武湯	［茯苓・附子］
手足寒エ、骨節痛ミ	附子湯	［人参・附子］
厥逆シテ悪寒スル者	四逆湯	［乾姜・附子］ ［甘草・附子］
手足厥逆、脈微絶	通脈四逆湯	［乾姜（増量）・附子］

発熱・暑がり・ほてり

頭痛発熱シ、汗出デ悪風	桂枝湯	［桂枝・甘草］
発熱シテ欬	小青竜湯	［桂枝・麻黄］
熱多ク寒少ナシ	桂枝麻黄各半湯	桂枝湯合麻黄湯
熱多ク寒少ナシ	桂枝二越婢一湯	桂枝湯合越婢湯
頭痛発熱シ、汗無クシテ喘ス	麻黄湯	［桂枝・麻黄］
発熱悪寒シ、汗出デズシテ煩躁	大青竜湯	［桂枝・麻黄・石膏］
翕翕トシテ発熱	桂枝去桂加茯苓朮湯	［茯苓・朮］
発熱シ微悪寒	柴胡桂枝湯	桂枝湯合小柴胡湯
風水、悪風シ、大熱無シ	越婢湯	［麻黄・石膏］
汗出デテ喘シ、大熱無シ	麻杏甘石湯	［麻黄・石膏］
大熱盛ン（古びた熱）	黄連解毒湯	［黄連・黄芩］
熱極、心下煩悶	黄連解毒湯	［梔子・黄檗］
四肢煩熱ニ苦シム	三物黄芩湯	［黄芩・地黄］

第二章●症候、方、薬徴

裏ニ熱有リ	白虎湯	［知母・石膏］
大熱無ク、口燥渇	白虎加人参湯	［知母・石膏］
潮熱有リ	大承気湯	［大黄・芒硝］
手足煩熱	小建中湯	［膠飴・芍薬］
手掌煩熱	温経湯	［桂枝・牡丹皮］
		［麦門冬・人参］
脈沈微ニ身ニ大熱無キ者	乾姜附子湯	［乾姜・附子］
仍ホ発熱	真武湯	［茯苓・朮］
裏寒外熱	四逆湯	［乾姜・附子］
裏寒外熱、脈微、絶	通脈四逆湯	［乾姜(増量)・附子］

気の異常

奔豚気、気少腹ヨリ心ニ上衝	桂枝加桂湯	［桂枝・甘草］
気胸咽ヲ衝キ、手足厥冷	苓桂味甘湯	［桂枝・茯苓］
気胸ニ上衝シ、起テバ則チ頭眩ス	苓桂朮甘湯	［桂枝・甘草］
咽中炙臠（梅核気）	半夏厚朴湯	［半夏・厚朴］
気心ニ上撞シ、心中疼熱	〈厥陰病〉	［乾姜・附子］

第二章●症候、方、薬徴

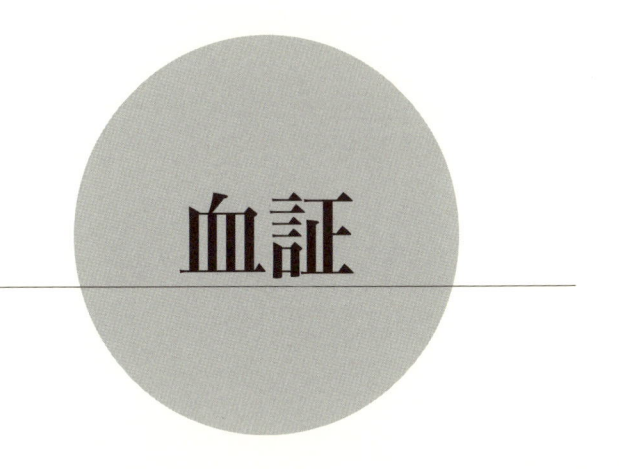

血証

脈浮緊、衄ヲ致ス者	麻黄湯	[桂枝・麻黄]
肺癰、胸中甲錯	葦茎湯	[葦茎・桃仁]
経水適来	〈柴胡剤〉	[柴胡・黄芩]
経水適断	小柴胡湯	[柴胡・黄芩]
心気不定、吐血衄血	瀉心湯	[黄連・黄芩]
癥痼	桂枝茯苓丸	[桂枝・茯苓] [桃仁・牡丹皮] [桂枝・牡丹皮]
少腹急結スル者	桃核承気湯	[桃仁・大黄] [大黄・芒硝]
瘀血有ル者	抵当湯	[水蛭・虻虫] [桃仁・大黄]
腸癰、少腹腫痞	大黄牡丹皮湯	[大黄・牡丹皮] [桃仁・瓜子]

腹中疞痛	当帰芍薬散	［当帰・芍薬］
		［当帰・川芎］
内ニ乾血有リ	大黄䗪虫丸	［桃仁・大黄］
		［蝱蟲・䗪虫］
崩中	温経湯	［牡丹皮・阿膠］
		［麦門冬・人参］
漏下、下血	芎帰膠艾湯	［阿膠・艾葉］
		［阿膠・地黄］
先便後血	黄土湯	［黄土・地黄］
吐血止マザル者	柏葉湯	［柏葉・艾葉］
腸内ニ癰膿有リ	薏苡附子敗醤散	［薏苡仁・敗醤］
虚労裏急、衂	小建中湯	［膠飴・芍薬］

第二章●症候、方、薬徴

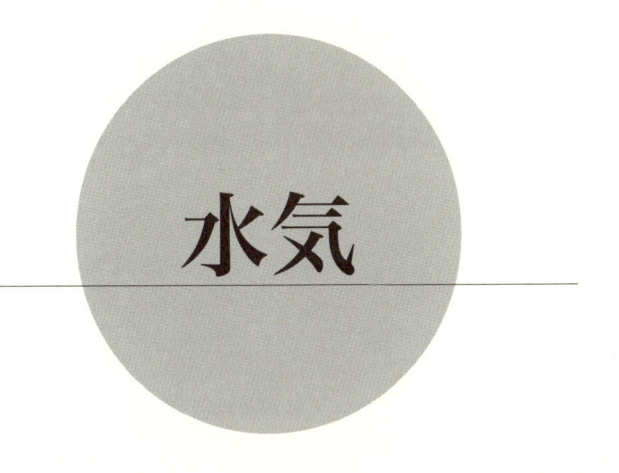

水気

心下ニ水気有リ、発熱シテ欬	小青竜湯	［甘草・乾姜］ ［桂枝・麻黄］
形腫ルル者（喘、浮腫）	苓甘姜味辛夏仁湯	［甘草・乾姜］ ［半夏・茯苓］
嘔吐シ、隔間ニ水有リ眩悸ス	小半夏加茯苓湯	［生姜・半夏］ ［半夏・茯苓］
涎沫ヲ吐シテ癲眩ス、此レ水ナリ	五苓散	［桂枝・茯苓］ ［茯苓・朮］
心下ニ痰飲有リ、目眩ス	苓桂朮甘湯	［茯苓・朮］ ［桂枝・甘草］
胃中和セズ、脇下ニ水気有リ	生姜瀉心湯	［生姜・半夏］ ［黄連・黄芩］
心胸中ニ停痰宿水有リ、食スル能ワズ	茯苓飲	［生姜・茯苓］ ［枳実・朮］

心下ニ支飲有リテ冒眩ニ苦シム	沢瀉湯	［沢瀉・朮］
隔間ノ支飲ニシテ喘満	木防已湯	［防已・石膏］
腹痛、小便利セズ、四肢沈重疼痛シ、自下利スル者ハ、此レ水気有リト為ス	真武湯	［茯苓・附子］ ［生姜・茯苓］ ［茯苓・朮］
煩躁（尿利を得て好転することあり）	茯苓四逆湯	［乾姜・茯苓］ ［乾姜・附子］

第二章●症候、方、薬徴

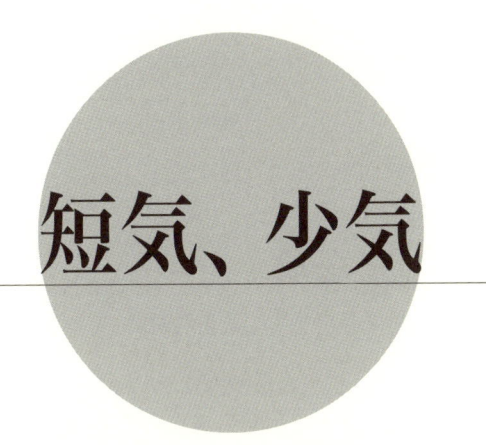

短気、少気

虚煩、少気スル者	梔子甘草豉湯	［梔子・甘草］
虚羸、少気	竹葉石膏湯	［竹葉・石膏］
胸中ノ気塞ガリ短気ス	橘皮枳実生姜湯	［橘皮・生姜］ （呼吸器系）
胸中ノ気塞ガリ短気ス	茯苓杏仁甘草湯	［茯苓・甘草］ （循環器系）
短気シ、微飲有リ	苓桂朮甘湯	［茯苓・朮］ ［桂枝・甘草］
短気シ腹満シテ喘	大承気湯	［大黄・芒硝］
短気シ、微飲有リ	八味丸	［地黄・山茱萸］ ［沢瀉・茯苓］
骨節煩疼、汗出デ短気	甘草附子湯	［朮・附子］ ［桂枝・甘草］

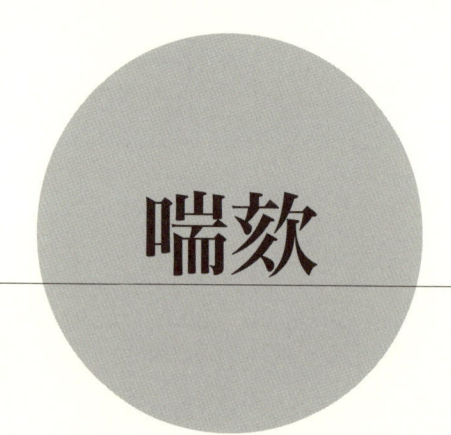

喘欬

微喘	桂枝加厚朴杏仁湯	［厚朴・杏仁］
欬シテ微喘、発熱	小青竜湯	［麻黄・細辛］
		［細辛・五味子］
欬シテ上気、煩躁シテ喘	小青竜加石膏湯	［麻黄・細辛］
		［麻黄・石膏］
喘シテ胸満	麻黄湯	［麻黄・杏仁］
		［甘草・麻黄］
欬シテ胸満スル者	苓甘五味姜辛湯	［細辛・五味子］
		［甘草・乾姜］
欬シテ胸満、濁唾腥臭	桔梗湯	［桔梗・甘草］
大逆上気シ、咽喉不利	麦門冬湯	［麦門冬・半夏］
咽中炙臠（喀痰切れず）	半夏厚朴湯	［半夏・厚朴］
肺癰（臭痰）	葦茎湯	［葦茎・桃仁］
喘シテ汗出ヅ	葛根黄連黄芩湯	［葛根・黄連］

213

第二章●症候、方、薬徴

汗出デテ喘シ、大熱無キ者	麻杏甘石湯	［麻黄・杏仁］
		［麻黄・石膏］
喘シ、目脱スル状ノ如シ	越婢加半夏湯	［甘草・麻黄］
		［生姜・半夏］
		［半夏・麻黄］
病正ニ心下ニ在リ（欬）	小陥胸湯	［黄連・栝呂実］
喘急息迫（類聚方広義）	甘草麻黄湯	［甘草・麻黄］
喘満	木防已湯	［防已・人参］
腹満シテ喘	大承気湯	［大黄・芒硝］
涎沫ヲ吐ス	甘草乾姜湯	［甘草・乾姜］
少陰病、始メテ之ヲ得（欬）	麻黄附子細辛湯	［麻黄・細辛］
		［麻黄・附子］
＊桂枝去芍薬湯を合方して欬に著効を得ることあり ── 心下堅		
少陰病之ヲ得テ二三日（喘）	麻黄附子甘草湯	［甘草・麻黄］
		［麻黄・附子］

心胸中の異常

脈促ニ胸満	桂枝去芍薬湯	[桂枝・甘草]
心下痞鞕シ、時ニ結胸ノ如シ	柴胡桂枝湯	[小柴胡湯合桂枝湯]
心中懊憹ス	梔子豉湯	[梔子・香豉]
胸背痛ミ、短気ス	栝呂薤白白酒湯	[栝呂実・薤白]
心痛背ニ徹ス	栝呂薤白半夏湯	[栝呂実・薤白]
		[栝呂実・半夏]
脇下ヨリ心ニ逆搶ス	栝呂薤白桂枝湯	[栝呂実・薤白]
		[枳実・桂枝]
隔内拒痛シ、短気、躁煩	大陥胸湯	[大黄・甘遂]
脇下ヨリ心ニ逆搶ス	人参湯	[乾姜・人参]
心痛背ニ徹ス	烏頭赤石脂丸	[烏頭・乾姜]
気心ニ上撞シ、心中疼熱	〈厥陰病〉	[乾姜・附子]

第二章●症候、方、薬徴

心下の異常

頭項強バリ痛ミ、心下満チ微痛	桂枝去桂加茯苓朮湯	[朮・茯苓] [朮・生姜]
心下支結	柴胡桂枝湯	[小柴胡湯合桂枝湯]
更ニ煩シ、之ヲ按ジテ心下濡	梔子豉湯	[梔子・香豉]
心下逆満シ、起テバ則頭眩ス	苓桂朮甘湯	[桂枝・茯苓]
心下痞シ、渇シテ口燥シ煩シ、小便不利	五苓散	[猪苓・茯苓]
呕シテ腸鳴リ心下痞ス	半夏瀉心湯	[黄連・黄芩]
胃中和セズ心下痞鞕	生姜瀉心湯	[黄連・黄芩] [生姜・半夏]
心下痞鞕シ噫気除カザル者	旋覆代赭石湯	[旋覆花・代赭石] [生姜・半夏]
心下堅、辺旋杯ノ如キ	枳朮湯	[枳実・朮]
心下痞シ之ヲ按ジテ濡	大黄黄連瀉心湯	[大黄・黄連]

心気不定	瀉心湯	→ 煩・煩躁・狂 *p.218*
心下煩悶	黄連解毒湯	[**黄連・黄芩**]
病正ニ心下ニ在リ、之ヲ按ズレバ痛ム	小陥胸湯	[**黄連・栝呂実**]
心下痞堅	木防已湯	[**防已・人参**]
結胸、之ヲ按ジテ石ノ如ク鞕キ者	大陥胸湯	[**大黄・甘遂**]
利下止マズ、心下痞鞕シ	桂枝人参湯	[**乾姜・人参**]
気分、心下堅	桂枝去芍薬加麻黄附子細辛湯	[**桂枝・麻黄**] [**麻黄・附子**]

第二章●症候、方、薬徴

煩・煩躁・狂

汗出テズシテ煩躁	大青竜湯	［桂枝・麻黄・石膏］
胸脇満微結、心煩	柴胡桂枝乾姜湯	［柴胡・黄芩］
		［柴胡・甘草］
		［桂枝・牡蛎］
太陽・少陽の証双解	柴胡桂枝湯	［小柴胡湯合桂枝湯］
男子失精、女子夢交	桂枝加竜骨牡蛎湯	［桂枝・竜骨］
		［竜骨・牡蛎］
煩躁スル者	桂枝甘草竜骨牡蛎湯	［桂枝・甘草］
		［竜骨・牡蛎］
驚狂シ、起臥安カラザル者	救逆湯	［蜀漆・牡蛎］
		［竜骨・牡蛎］
虚煩シテ眠ルヲ得ズ	梔子豉湯	［梔子・香豉］
心煩シ、腹満シ、起臥安カラズ	梔子厚朴湯	［梔子・枳実］
		［枳実・厚朴］

虚労、虚煩、眠ルコトヲ得ズ	酸棗湯	[酸棗仁・知母]
乾呕シ、心煩シ安キヲ得ズ	甘草瀉心湯	[黄連・黄芩] [甘草・乾姜]
渇シテ口燥煩シ小便不利	五苓散	[猪苓・茯苓]
咽中炙臠（梅核気）	半夏厚朴湯	[半夏・厚朴] [厚朴・蘇葉]
蔵躁、哭、欠伸	甘麦大棗湯	[小麦・大棗] [甘草・大棗]
少陰病、四逆、（心煩）	四逆散	[柴胡・枳実] [柴胡・甘草]
胸脇苦満、心煩	小柴胡湯	[柴胡・黄芩] [柴胡・甘草]
胸満煩驚、譫語	柴胡加竜骨牡蛎湯	[柴胡・黄芩] [竜骨・牡蛎]
鬱鬱微煩（怒髪天を衝く如く）	大柴胡湯	[柴胡・枳実] [枳実・大黄]
心下痞シ、之ヲ按ジテ濡	大黄黄連瀉心湯	[大黄・黄連]
心気不定、吐血、衄血	瀉心湯	[黄連・黄芩]
心下煩悶	黄連解毒湯	[黄連・黄芩] [梔子・黄檗]
心煩シ眠ルヲ得ザル者	猪苓湯	[猪苓・茯苓]
口燥、渇シ、心煩	白虎加人参湯	[石膏・人参]

第二章●症候、方、薬徴

狂ノ如ク、少腹急結スル者	桃核承気湯	**[桃仁・大黄]**
		[桂枝・甘草]
狂ヲ発シ、少腹鞕満	抵当湯	**[桃仁・大黄]**
		[水蛭・虻虫]
胃気和セズ、讝語スル者	調胃承気湯	**[大黄・芒硝]**
讝語シ、潮熱	小承気湯	**[枳実・大黄]**
讝語シ、潮熱、燥屎	大承気湯	**[枳実・大黄]**
		[大黄・芒硝]
厥シ、咽中乾キ、煩躁	甘草乾姜湯	**[甘草・乾姜]**
手足厥冷シ、煩躁シ死セント欲スル者	呉茱萸湯	**[呉茱萸・生姜]**
心中煩シテ臥スルヲ得ズ	黄連阿膠湯	**[黄連・阿膠]**
虚労裏急、夢ニ失精	小建中湯	**[膠飴・芍薬]**
心下痞シ、復ッテ悪寒シ、汗出ヅ	附子瀉心湯	**[黄連・黄芩]**
		[大黄・附子]
少腹不仁（陰萎）	八味丸	**[地黄・山茱萸]**
脈微細ニ、但寐ント欲ス	〈少陰病〉	
昼日ハ煩躁シテ眠ルヲ得ズ	乾姜附子湯	**[乾姜・附子]**
（困すと雖も苦しむ所無し）	真武湯	**[附子・茯苓]**
病仍ホ解セズ煩躁	茯苓四逆湯	**[附子・茯苓]**
		[乾姜・茯苓]

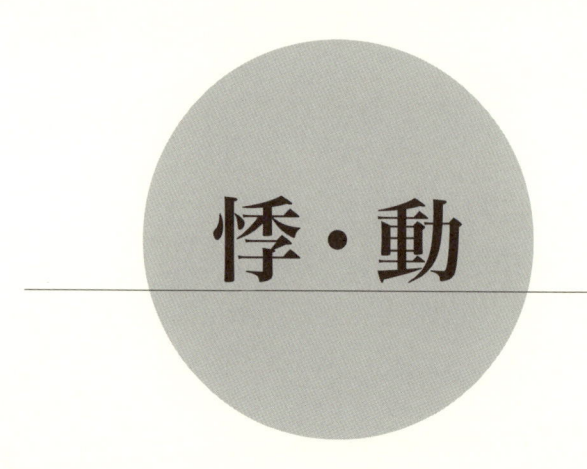

悸・動

心煩（臍上悸）	柴胡桂枝乾姜湯	[柴胡・黄芩]
		[桂枝・牡蛎]
脈結代、心動悸	炙甘草湯	[麦門冬・人参]
		[阿膠・地黄]
心下悸シ、按ズルヲ得ント欲ス	桂枝甘草湯	[桂枝・甘草]
煩躁（甚だしい臍上悸）	桂枝甘草竜骨牡蛎湯	[桂枝・甘草]
		[竜骨・牡蛎]
男子失精、女子夢交（臍上悸）	桂枝加竜骨牡蛎湯	→ 煩・煩躁・狂 p.218
厥シテ心下悸スル者	茯苓甘草湯	[生姜・茯苓]
臍下悸	苓桂甘棗湯	→ 上衝 p.200
癥瘕（臍上悸）	桂枝茯苓丸	→ 血証 p.208
胸満煩驚（臍上悸）	柴胡加竜骨牡蛎湯	→ 煩・煩躁・狂 p.218
心中悸シテ煩スル者	小建中湯	[芍薬・膠飴]
心下悸シ、頭眩	真武湯	[生姜・茯苓]

221

第二章●症候、方、薬徴

胸脇部の異常

胸脇満微結シ、頭汗出デ心煩	柴胡桂枝乾姜湯	［柴胡・黄芩］
		［桂枝・甘草］
心下支結	柴胡桂枝湯	［小柴胡湯合桂枝湯］
胸脇苦満、飲食ヲ欲セズ	小柴胡湯	［柴胡・黄芩］
		［黄芩・人参］
		［生姜・半夏］
竹の字型の胸脇	四逆散	［柴胡・枳実］
		［枳実・芍薬］
		［芍薬・甘草］
胸満煩驚	柴胡加竜骨牡蛎湯	［柴胡・黄芩］
		［竜骨・牡蛎］
心下急、鬱々トシテ微煩	大柴胡湯	［柴胡・黄芩］
		［柴胡・枳実］

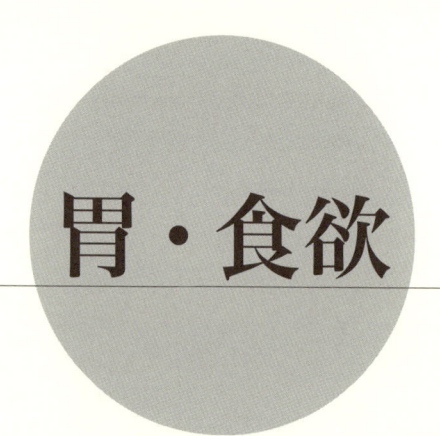

胃・食欲

口苦ク、咽乾キ、目眩ク	〈少陽病〉	
胃内停水	[茯苓・朮][甘草・乾姜]を含む薬方証	
心腹卒中痛	柴胡桂枝湯	[黄芩・人参]
		[芍薬・甘草]
心中懊憹シ饑エテ食スルコト能ワズ	梔子豉湯	[梔子・香豉]
停痰、宿水有リ、食スルコト能ワズ	茯苓飲	[枳実・朮]
		[生姜・人参]
		[茯苓・朮]
胃反、吐シテ渇シ（訴えの多い蓄水のある胃炎）	茯苓沢瀉湯	[茯苓・沢瀉]
		[朮・生姜]
		[桂枝・甘草]
嘔シテ腸鳴リ、心下痞スル者	半夏瀉心湯	[黄連・黄芩]
		[乾姜・半夏]
		[黄芩・人参]

223

第二章●症候、方、薬徴

胃中和セズ、心下痞鞕シ、食臭ヲ乾噫	生姜瀉心湯	[黄連・黄芩] [黄芩・人参] [生姜・半夏]
胃中ニ邪気有リ、腹中（胃）痛ミ	黄連湯	[黄連・乾姜] [乾姜・人参]
黙黙トシテ飲食ヲ欲セズ（食べれば食べられる）	小柴胡湯	[黄芩・人参] [生姜・半夏] [生姜・大棗]
腹満シテ吐シ、食下ラズ	〈太陰病〉	
呕シテ飲食スル能ワズ、モクモク	大建中湯	[乾姜・人参]
腹中（胃中）急痛	小建中湯	[膠飴・芍薬] [芍薬・甘草]
中焦ヲ理ス（心下痞鞕、胃痛）	人参湯	[乾姜・人参] [朮・人参]
饑エテ食ヲ欲セズ	〈厥陰病〉	

呕・呕吐・噫・噦

汗自ヅカラ出テ、鼻鳴、乾呕スル者	桂枝湯	[桂枝・甘草]
太陽ト陽明トノ合病、呕スル者	葛根加半夏湯	[生姜・半夏]
体痛、呕逆シ、脈陰陽倶ニ緊ナル者。名ヅケテ傷寒ト曰ウ		
微呕	柴胡桂枝湯	[小柴胡湯合桂枝湯]
心中懊憹シ、呕スル者	梔子生姜豉湯	[梔子・生姜]
卒カニ呕吐シ、心下痞ス	小半夏加茯苓湯	[生姜・半夏] [半夏・茯苓]
胃反、吐シテ渇ス	茯苓沢瀉湯	[茯苓・沢瀉]
停痰宿水有リ、自ラ水ヲ吐出	茯苓飲	[生姜・茯苓] [橘皮・生姜]
表裏ノ証有リ、水逆ヲ発ス	五苓散	[猪苓・茯苓] [桂枝・猪苓]
胸中ニ熱有リ、呕吐セント欲ス	黄連湯	[乾姜・半夏]

第二章 ●症候、方、薬徴

気逆シテ吐セント欲ス	竹葉石膏湯	[竹葉・石膏]
嘔シテ腸鳴リ、心下痞ス	半夏瀉心湯	[黄連・黄芩]
		[乾姜・半夏]
乾嘔シ心煩シテ安キヲ得ズ	甘草瀉心湯	→ 煩・煩躁・狂 p.218
心下痞鞕シ、食臭ヲ乾噫	生姜瀉心湯	[黄連・黄芩]
		[生姜・半夏]
		[乾姜・半夏]
心下痞鞕シ、噫気除カザル者	旋覆代赭石湯	[旋覆花・代赭石]
		[生姜・半夏]
噦逆ノ者	橘皮竹筎湯	[橘皮・竹筎]
噦逆ノ者	柿蒂湯（済生方）	[柿蒂・丁香・生姜]
胸脇苦満シ、喜嘔	小柴胡湯	[生姜・半夏]
嘔シテ発熱スル者	小柴胡湯	[柴胡・黄芩]
		[生姜・半夏]
太陽ト少陽トノ合病、嘔スル者	黄芩加半夏生姜湯	[生姜・半夏]
		[黄芩・大棗]
嘔止マズ、心下急	大柴胡湯	[生姜（増量）・半夏]
食シ已ッテ即チ吐スル者	大黄甘草湯	[大黄・甘草]
		→ 大便の異常 p.241
吐セズ、下ラズ、心煩スル者	調胃承気湯	[大黄・芒硝]
嘔吐止マズ	乾姜人参半夏丸	[乾姜・半夏]

226

乾嘔シテ涎沫ヲ吐シ、頭痛	呉茱萸湯	[呉茱萸・生姜] [大棗・人参]
嘔シテ飲食スル能ワズ	大建中湯	[乾姜・蜀椒]
腹中雷鳴シ、胸脇逆満シ、嘔吐ス	附子粳米湯	[半夏・附子]
腹中漉漉ノ声有リ嘔シテ眩悸ス	赤丸	[烏頭・茯苓] [半夏・茯苓]
手足寒エ、隔上ニ寒飲有リテ乾嘔ス	四逆湯	[乾姜・附子]

第二章●症候、方、薬徴

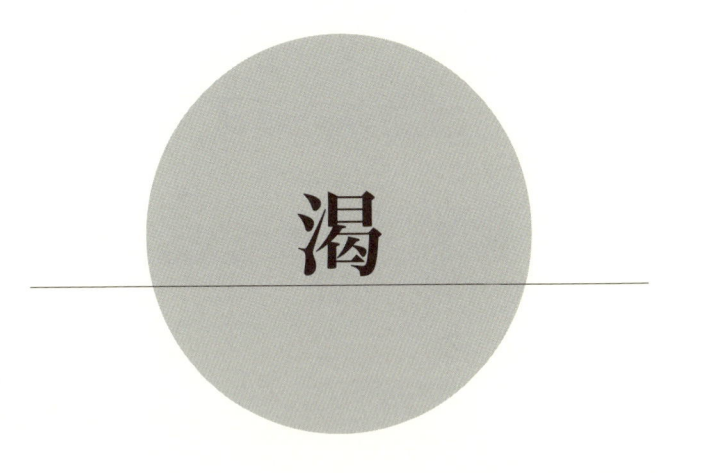

渇

口苦ク、咽乾キ、目眩ク	〈少陽病〉	
胸脇満微結シ、渇シテ嘔セズ	柴胡桂枝乾姜湯	［栝呂根・牡蛎］
小便利セズ、微熱シ、消渇スル者	五苓散	［猪苓・茯苓］
		［茯苓・朮］
胃反、吐シテ渇シ、水ヲ飲マント欲ス	茯苓沢瀉湯	［茯苓・沢瀉］
一身悉ク腫レ、渇シ、大熱無シ	越婢湯	［麻黄・石膏］
渇シテ水ヲ飲マント欲シ小便不利	猪苓湯	［猪苓・茯苓］
		［阿膠・滑石］
下痢シテ水ヲ飲マント欲ス	白頭翁湯	［白頭翁・黄檗］
渇シテ水漿ヲ引ク者	茵蔯蒿湯	［茵蔯蒿・梔子］
大煩渇シテ解セズ	白虎加人参湯	［石膏・知母］
		［石膏・人参］
咽乾キ口燥ク	小建中湯	［芍薬・膠飴］

手掌煩熱シ、唇口乾燥、崩中	温経湯	**［麦門冬・半夏］**
男子ノ消渇、小便反ッテ多ク、飲ムコト一斗	八味丸	**［茯苓・沢瀉］** **［地黄・山茱萸］**
自利シテ渇スル者ハ、少陰ニ属ス。虚スルガ故ニ水ヲ引イテ自ラ救ウ	〈少陰病〉	
消渇シ、気心ニ上撞シ、心中疼熱	〈厥陰病〉	

第二章●症候、方、薬徴

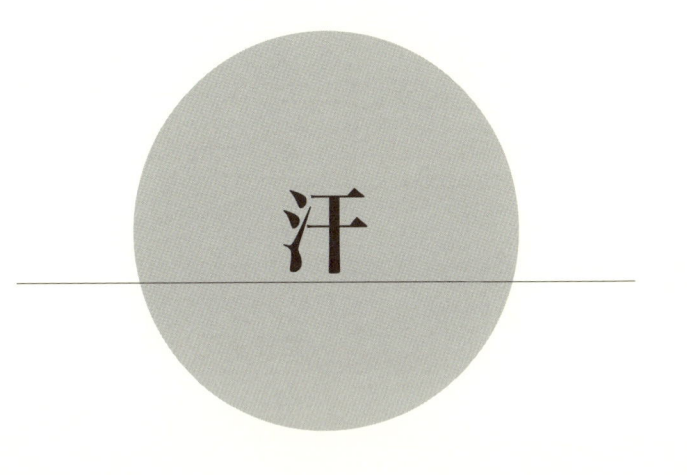

汗

汗出デ悪風シ脈緩ナル者。名ヅケテ中風ト為ス。		
頭痛、発熱シ、汗出デ悪風スル者	桂枝湯	［桂枝・甘草］
更ニ発汗スベシ（再発汗）	桂枝湯	［桂枝・甘草］
大イニ汗出デ、形瘧ノ如ク	桂枝二麻黄一湯	［桂枝湯・麻黄湯］
黄汗ノ病、腰ヨリ以上汗出デ、小便不利	桂枝加黄耆湯	［桂枝・黄耆］
項背強バルコト几几、汗無ク悪風ス	葛根湯	［桂枝・麻黄］
		［桂枝・葛根］
汗無クシテ喘スル者	麻黄湯	［桂枝・麻黄］
		［麻黄・杏仁］
汗出デズシテ煩躁	大青竜湯	［桂枝・麻黄・石膏］
汗無ク、心下満チ微痛シ小便不利	桂枝去桂加茯苓朮湯	［茯苓・朮］
頭汗出デ、心煩スル者	柴胡桂枝乾姜湯	［桂枝・甘草］

230

汗出デテ渇スル者	五苓散	[桂枝・茯苓] [猪苓・茯苓]
汗出デテ渇セザル者（脱汗、心下悸）	茯苓甘草湯	[桂枝・生姜] [生姜・茯苓]
心中懊憹シ、但ダ頭ニ汗出ズル者	梔子豉湯	[梔子・香豉]
汗出デテ喘シ、大熱無シ	麻杏甘石湯	[麻黄・石膏] [麻黄・杏仁]
利遂ニ止マズ、脈促、喘シテ汗出ヅ	葛根黄連黄芩湯	[葛根・黄連]
汗ノミ汗出デ、身ニ汗無ク、身必ス黄ヲ発ス	茵陳蒿湯	[茵陳蒿・梔子]
三陽ノ合病、自汗出ズル者	白虎湯	[石膏・知母]
潮熱有リ、手足濈然トシテ汗出ズ	大承気湯	[大黄・芒硝]
身重ク、汗出デ悪風スル者	防已黄耆湯	[防已・黄耆]
発汗シ、遂ニ漏レテ止マズ小便難ニ、四肢微急	桂枝加附子湯	[桂枝・附子]
痛ミ劇シク、汗出デ短気	甘草附子湯	[桂枝・甘草] [朮・附子]
微シク汗ヲ発ス	麻黄附子甘草湯	[麻黄・附子]
発汗シ、汗出デテ解セズ、其ノ人仍ホ発熱	真武湯	[茯苓・附子] [生姜・附子]
大汗出デ、熱去ラズ、内拘急シ、四肢疼ミ、下利、厥逆シテ悪寒ス	四逆湯	[乾姜・附子]

第二章●症候、方、薬徴

| 下利清穀シ、裏寒外熱シ、汗出デテ厥スル者 | 通脈四逆湯 | [**乾姜**（増量）**・附子**] |

黄疸

諸種ノ黄疸、脈浮、汗ヲ以テ解ス	桂枝加黄耆湯	[桂枝・黄耆]
諸黄、腹痛シテ呕スル者	小柴胡湯	[柴胡・黄芩]
身黄ミ、発熱スル者	梔子檗皮湯	[梔子・黄檗]
瘀熱裏ニ在レバ、身必ズ黄ヲ発ス	麻黄連軺赤小豆湯	[甘草・麻黄]
黄疸病	茵蔯五苓散	[茵蔯蒿末・五苓散]
渇シテ水漿ヲ引ク者ハ、瘀熱裏ニ在リ	茵蔯蒿湯	[茵蔯蒿・梔子]
黄疸、腹満、小便利セズ	大黄硝石湯	[梔子・大黄]
身黄ミ、少腹鞕ク、小便自利	抵当湯	[水蛭・虻虫]
男子黄、小便自利ス	小建中湯	[膠飴・芍薬]

第二章●症候、方、薬徴

腹痛・腹満・腹候

心腹卒中痛	柴胡桂枝湯	［小柴胡湯合桂枝湯］
脈細ニ絶セント欲ス。内ニ久寒アル者	当帰四逆加呉茱萸生姜湯	［当帰・大棗］ ［呉茱萸・生姜］
腹脹満スル者	厚朴生姜半夏甘草人参湯	［半夏・厚朴］
心煩シ、腹満シ、起臥安カラザル者	梔子厚朴湯	［枳実・厚朴］ ［枳実・梔子］
腹痛シ、煩満臥スルヲ得ズ	枳実芍薬散	［枳実・芍薬］
胃中ニ邪気有リ腹中（胃痛のことが多い）痛ミ	黄連湯	→ 胃・食欲　p.223
嘔シテ腸鳴リ心下痞ス（生姜瀉心湯、甘草瀉心湯にも腹鳴あり）	半夏瀉心湯	［半夏・大棗］ ［黄連・黄芩］
腹直筋 — 心下支結	柴胡桂枝湯	→ 胸脇部の異常　p.222
腹直筋 — 竹の字の腹候	四逆散	→ 胸脇部の異常　p.222

234

腹直筋 ― 脚攣急	芍薬甘草湯	→ 体痛・麻痺・拘攣 *p.245*
心下急、鬱鬱トシテ微煩	大柴胡湯	[枳実・芍薬] [柴胡・黄芩]
腹直筋 ― 心下急	大柴胡湯	→ 胸脇部の異常 *p.222*
瘀血 ― 癥痼	桂枝茯苓丸	→ 血証 *p.208*
結胸、心下ヨリ少腹ニ至ルマデ鞕満シテ痛ミ、近ヅクベカラザル者	大陥胸湯	[大黄・甘遂]
腹脹満スル者	調胃承気湯	[大黄・芒硝] [大黄・甘草]
腹大満シテ通ゼズ	小承気湯	[枳実・大黄]
痛ンデ閉ザス	厚朴三物湯	[枳実・厚朴]
腹満シテ喘	大承気湯	[枳実・厚朴] [大黄・芒硝]
瘀血 ― 少腹急結	桃核承気湯	→ 血証 *p.208*
瘀血 ― 少腹鞕満	抵当湯	→ 血証 *p.208*
腸癰、少腫腫痞	大黄牡丹皮湯	→ 血証 *p.208*
腹満シテ吐シ、食下ラズ、自利益々甚ダシク、時ニ腹自ラ痛ム	〈太陰病〉	
腹満シ時ニ痛ム（テネスムス）	桂枝加芍薬湯	[芍薬・甘草] [桂枝・芍薬]
腹中急痛	小建中湯	[膠飴・芍薬] [芍薬・甘草]

第二章●症候、方、薬徴

腹中刺痛止マズ	当帰建中湯	[当帰・芍薬]
心胸中大寒痛、手足有リテ上下シ（もくもく）。（附子粳米湯と合方して著効あり）	大建中湯	[蜀椒・乾姜] [膠飴・人参]
病腹満シ、飲食故ノ如シ	厚朴七物湯	[枳実・厚朴] [桂枝去芍薬湯]
腹中寒気厥逆	赤丸（夏）	[烏頭・茯苓] [半夏・茯苓]
寒疝、腹中痛ミ、逆冷シテ手足不仁ス	烏頭桂枝湯	[桂枝・烏頭]
腹満シ時ニ痛ミ大実痛スル者	桂枝加大黄湯	[芍薬・甘草] [大黄・甘草]
腹中ノ寒気、雷鳴切痛、嘔吐	附子粳米湯	[半夏・大棗] [附子・粳米]
脇下偏痛	大黄附子湯	→ 大便の異常 *p.241*
腹皮急、濡	薏苡附子敗醤散	→ 血証 *p.208*
腹中疞痛	当帰芍薬散	→ 血証 *p.208*
少腹裏急、崩中	温経湯	→ 血証 *p.208*
下血、腹中痛ム、胞阻	芎帰膠艾湯	→ 血証 *p.208*
内ニ乾血有リ、肌膚甲錯	大黄䗪虫丸	→ 血証 *p.208*
腹直筋 — 腹満時ニ痛ム	桂枝加芍薬湯	[芍薬・甘草]
腹直筋 — 腹中急痛	小建中湯	[芍薬・甘草]
腹直筋 — 屈伸スベカラズ疼痛	烏頭湯	→ 体痛・麻痺・拘攣 *p.245*

236

腹痛・腹満・腹候

蝦暮腹 ─ 一身重ク汗出デ悪風	防已黄耆湯	→ 汗 *p.230*
少腹不仁	八味丸	→ 労倦、遷延した病 *p.263*
腹直筋 ─ 悪寒	芍薬甘草附子湯	→ 寒・冷・厥 *p.203*
腹痛シ、小便利セズ、自下利スル者	真武湯	[术・芍薬]
内拘急厥逆シテ悪寒ス	四逆湯	[乾姜・附子]

第二章●症候、方、薬徴

小便の異常

其ノ小便清メル者ハ仍ホ表ニ在ル也、発汗ス可シ	桂枝湯	［桂枝・甘草］
汗無ク、心下満チ微痛シ、小便利セザル者	桂枝去桂加茯苓朮湯	［茯苓・朮］
胸脇満微結シ、小便不利、頭汗出デ心煩	柴胡桂枝乾姜湯	［栝呂根・牡蛎］ ［桂枝・甘草］
小便利セズ、微熱シ、消渇スル者	五苓散	［茯苓・朮］ ［猪苓・茯苓］
汗出デテ（小便不利）渇セズ	茯苓甘草湯	［生姜・茯苓］ ［桂枝・生姜］
胸脇煩驚シ、小便不利	柴胡加竜骨牡蛎湯	［桂枝・茯苓］
一身面目黄腫、小便利セズシテ渇ス	越婢加朮湯	［麻黄・朮］ ［麻黄・石膏］

238

小便利セズ、渇シテ水漿ヲ引キ、身必ズ黄ヲ発ス	茵蔯蒿湯	［茵蔯蒿・梔子］
渇シテ水ヲ飲マント欲シ、小便不利	猪苓湯	［阿膠・滑石］
三陽ノ合病、腹満シ、遺尿シ、自汗出ヅル者	白虎湯	［知母・石膏］
少腹鞕満シ、小便自利スル者	抵当湯	［水蛭・虻虫］
肺痿、渇セズ、遺尿シ、小便数	甘草乾姜湯	［甘草・乾姜］
黄、小便自利ス	小建中湯	［膠飴・芍薬］
小便自利シ、腰以下冷痛	苓姜朮甘湯	［乾姜・朮］ ［甘草・乾姜］
虚労、腹痛、少腹拘急シ、小便不利スル者	八味丸	［茯苓・沢瀉］ ［地黄・牡丹皮］
消渇、小便スルコト反ッテ多シ	八味丸	［茯苓・沢瀉］ ［山薬・山茱萸］
発汗シ、遂ニ漏レテ止マズ小便難	桂枝加附子湯	［桂枝・附子］
掣痛シテ屈伸スルヲ得ズ、小便利セズ	甘草附子湯	［朮・附子］
腹痛シ、小便利セズ、此レ水気有リト為ス	真武湯	［茯苓・朮］
嘔シテ脈弱、小便復タ利シ	四逆湯	［乾姜・附子］

第二章 ●症候、方、薬徴

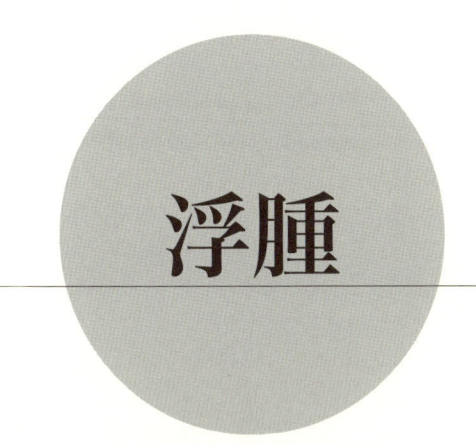

浮腫

溢飲ヲ病ム者ハ、当ニ其ノ汗ヲ発スベシ	小青竜湯	［桂枝・麻黄］
		［甘草・麻黄］
溢飲ヲ病ム者ハ、当ニ其ノ汗ヲ発スベシ	大青竜湯	［桂枝・麻黄・石膏］
		［甘草・麻黄］
形腫ルル者	苓甘姜味辛夏仁湯	［茯苓・杏仁］
一身悉ク腫レ、渇シ、自汗出デ、大熱無シ	越婢湯	［麻黄・石膏］
		［甘草・麻黄］
一身面目黄腫、小便不利	越婢加朮湯	［麻黄・石膏］
		［麻黄・朮］
一身面目黄腫、小便不利	甘草麻黄湯	［甘草・麻黄］
四肢腫レ、水気皮膚中ニ在リ、四肢聶聶（しょうしょう）トシテ動ク者	防已茯苓湯	［防已・茯苓］

240

大便の異常

太陰病（下利）脈浮ナル者	桂枝湯	［桂枝・芍薬］
太陽ト陽明トノ合病、自下利ス	葛根湯	［桂枝・葛根］
		［葛根・芍薬］
胃中和セズ、心下痞鞕シ、腹中雷鳴シ、下利スル者	生姜瀉心湯	［黄連・黄芩］
		［生姜・大棗］
下利スルコト日ニ数十行、腹中雷鳴シ、心下痞鞕シテ満	甘草瀉心湯	［黄連・黄芩］
		［甘草（増量）・乾姜］
霍乱（激しい吐き出し）。熱多クシテ水ヲ飲マント欲スル者	五苓散	［猪苓・茯苓］
少陰病、四逆。或ハ泄利下重スル者	四逆散	［柴胡・枳実］
		［枳実・芍薬］
太陽ト少陽ノ合病、自下利スル者	黄芩湯	［黄芩・芍薬］
		［黄芩・大棗］

第二章●症候、方、薬徴

医反ッテ之ヲ下シ、利遂ニ止マズ、脈促、喘シテ汗出ズ	葛根黄連黄芩湯	[葛根・黄連]
嘔吐シテ下利ス	大柴胡湯	[枳実・芍薬]
熱利、下重スル者	白頭翁湯	[白頭翁・黄檗]
食シ已ッテ即チ吐スル者（大便の秘閉を和緩し通じる）	大黄甘草湯	[大黄・甘草]
胃気強ク、小便数、大便則チ堅（甘草を含まず）	麻子仁丸	[枳実・大黄] [麻子仁・杏仁]
胃気和セズ譫語スル者（実証便秘に）	調胃承気湯	[大黄・甘草] [芒硝・大黄]
下利シ、譫語シ、燥屎有ル者	小承気湯	[枳実・大黄]
腹大満シテ通ゼザル者	小承気湯	[枳実・厚朴] [枳実・大黄]
下利シ、脈滑ニシテ数、燥屎有ル者	大承気湯	[枳実・大黄] [大黄・芒硝]
譫語シテ、潮熱有リ燥屎有ル者	大承気湯	[枳実・大黄] [大黄・芒硝]
自汗出デ、小便自利スル者ハ津液内ニ竭ク。攻ムベカラズ	蜜煎導	[蜜]
少腹急結スル者	桃核承気湯	→ 血証 *p.208*
瘀血有ル者	抵当湯	→ 血証 *p.208*
腸癰	大黄牡丹皮湯	→ 血証 *p.208*

大便の異常

食毒。速ヤカニ之ヲ除ケ	橘皮大黄朴硝湯	[**大黄・芒硝**]
腹満シテ吐シ、食下ラズ、自利益々甚ダシ。若シ之ヲ下セバ、必胸下結鞕ス	〈太陰病〉	
腹満シ時ニ痛ム	桂枝加芍薬湯	→ 腹痛・腹満・腹候 *p.234*
霍乱。寒多クシテ水ヲ飲マント欲セザル者	理中丸	[**人参・朮**]
		[**人参・乾姜**]
数之ヲ下シ、遂ニ恊熱シテ利シ、利下止マズ、表裏解セズ	桂枝人参湯	[**人参・乾姜**]
		[**桂枝・甘草**]
利止マズ	人参湯	[**乾姜・人参**]
		[**人参・朮**]
乾血	大黄䗪虫丸	→ 血証 *p.208*
温薬ヲ以テ之ヲ下セ	大黄附子湯	[**大黄・附子**]
心下痞鞕シ、悪寒シ、汗出ヅ	附子瀉心湯	[**大黄・附子**]
		[**黄連・黄芩**]
腹満シ時ニ痛ミ、大実痛スル者(テネスムス強し)	桂枝加大黄湯	[**大黄・甘草**]
		[**芍薬・甘草**]
薬局製剤	便秘薬	[**大黄・センナ**]
		[**芍薬・甘草**]
利止マザル者ハ小便ヲ利スベシ	赤石脂禹余糧湯	[**赤石脂・禹余糧**]
下利シ、膿血ヲ便スル者	桃花湯	[**赤石脂・乾姜**]
少陰病、下利	白通湯	[**葱白・乾姜**]
		[**乾姜・附子**]

第二章●症候、方、薬徴

脈微ニシテ復タ利シ、利止ムハ亡血ナリ	四逆加人参湯	［乾姜・人参］ ［乾姜・附子］
清穀止マズ	四逆湯	［乾姜・附子］ ［甘草・乾姜］
腹痛シ、小便利セズ、自下利スル者	真武湯	［朮・芍薬］ ［茯苓・附子］
消渇シ、気心ニ上撞シ、心中疼熱シ、之ヲ下セバ利止マズ	〈厥陰病〉	
下利清穀、手足厥逆シ、脈微ニシテ絶セント欲シ	通脈四逆湯	［乾姜(増量)・附子］ ［甘草・附子］
病仍ホ解セズ煩躁	茯苓四逆湯	［茯苓・乾姜］ ［乾姜・人参］ ［茯苓・附子］

体痛・麻痺・拘攣

体痛シ、呕逆シ、脈緊ナル者。名ヅケテ傷寒と曰ウ		
身疼痛シ、清便自ラ調ウ者	桂枝湯	［芍薬・甘草］
身体強バルコト几几然。脈反ッテ沈遅ナルハ、此レ痙ト為ス	栝呂桂枝湯	［桂枝・栝呂根］
身体不仁シ、風痺ノ如シ	黄耆桂枝五物湯	［黄耆・桂枝］
項背強バルコト几几然、反ッテ汗出デ悪風スル者	桂枝加葛根湯	［桂枝・葛根］
項背強バルコト几几、汗無ク悪風	葛根湯	［桂枝・葛根］ ［桂枝・麻黄］
汗無ク、小便反ッテ少ナク、口噤ミテ語ルヲ得ズ	葛根湯	
身疼、腰痛シ、汗無クシテ喘スル者	麻黄湯	［桂枝・麻黄］ ［甘草・麻黄］

245

第二章●症候、方、薬徴

湿家、身煩疼スルハ其ノ汗ヲ発スルニ宜シ	麻黄加朮湯	[麻黄・朮]
発熱、悪寒シ、身疼痛シ、汗出デズシテ煩躁スル者	大青竜湯	[桂枝・麻黄・石膏] [甘草・麻黄]
仍ホ頭項強バリ痛ミ、汗無ク、小便利セザル者	桂枝去桂加茯苓朮湯	[茯苓・朮]
支節煩疼シ、心下支結シテ外証未ダ去ラザル者	柴胡桂枝湯	[桂枝湯合小柴胡湯]
身疼痛シ、脈沈遅ノ者	桂枝加芍薬生姜各一両人参三両新加湯	[芍薬・甘草]
身熱、頸項強バリ、脇下満ツ	小柴胡湯	[柴胡・黄芩]
癩風気（起居不自由）下焦脚弱	越婢加朮湯	[麻黄・朮] [麻黄・石膏]
中風、痱（麻痺）	続命湯	[桂枝・麻黄・石膏] [当帰・川芎]
微小循環障碍（兼用して効を得ること多し）	駆瘀血剤	→ 血証　p.208
其ノ脚即チ伸ブ	芍薬甘草湯	[芍薬・甘草]
偏痛、腰脚痛、寒疝	芍甘黄辛附湯（南涯）	[芍薬・甘草] [大黄・附子]
身重ク、汗出デ悪風スル者（変型性膝関節症など）	防已黄耆湯	[防已・黄耆] [黄耆・朮]

体痛・麻痺・拘攣

一身尽ク痛ミ、発熱シ、日晡所劇シキ風湿	麻杏薏甘湯	[麻黄・薏苡仁] [甘草・麻黄]
身体重ク、腰以下冷痛シ、小便自利	苓姜朮甘湯	[乾姜・朮] [甘草・乾姜]
虚労、裏急、四肢痠痛	小建中湯	[膠飴・芍薬] [芍薬・甘草]
虚労、腰痛、少腹拘急シ、小便不利スル者	八味丸	[地黄・山茱萸] [地黄・牡丹皮]
腹中絞痛シ、拘急シテ転側スルヲ得ズ	烏頭桂枝湯	[桂枝・烏頭]
歴節ヲ病ミ、屈伸スベカラズ、疼痛ス	烏頭湯	[麻黄・烏頭] [芍薬・甘草]
発汗シ、遂ニ漏レテ止マズ、小便難ニ、四肢微急	桂枝加附子湯	[桂枝・附子]
湿家ニテ骨節疼痛スル者。或ハ半身不遂スル者	桂枝加朮附湯 （方機）	[桂枝・附子] [朮・附子]
攣痛、走注、腫起スル者	桂枝二越婢一加朮附湯（類広）	[麻黄・石膏] [朮・附子]
身体疼煩、脈浮虚ニシテ濇	桂枝附子湯	[桂枝・附子] [甘草・附子]
身体疼煩、大便鞕ク、小便自利スル者	白朮附子湯	[朮・附子] [甘草・附子]

247

第二章●症候、方、薬徴

骨節煩疼、汗出デ、短気シ、小便不利	甘草附子湯	［朮・附子］ ［桂枝・附子］
反ッテ悪寒スル者（攣急疼痛あり）	芍薬甘草附子湯	［芍薬・甘草］ ［芍薬・附子］
風虚、頭重ク、眩（虚脱して少しも動けない）	朮附湯	［朮・附子］ ［甘草・附子］
身体尫羸、脚腫レテ脱スルガ如ク、頭眩、短気	桂枝芍薬知母湯	［朮・附子］ ［桂枝・知母］
四肢沈重、疼痛、水気有リ	真武湯	［朮・附子］ ［茯苓・附子］
身体痛ミ、手足寒エ、骨節痛ム	附子湯	［朮・附子］ ［人参・附子］
身疼痛ス。四肢拘急シ、手足厥冷ス	四逆湯	［乾姜・附子］ ［甘草・附子］
病仍ホ解セズ煩躁スル者	茯苓四逆湯	［乾姜・附子］ ［茯苓・乾姜］

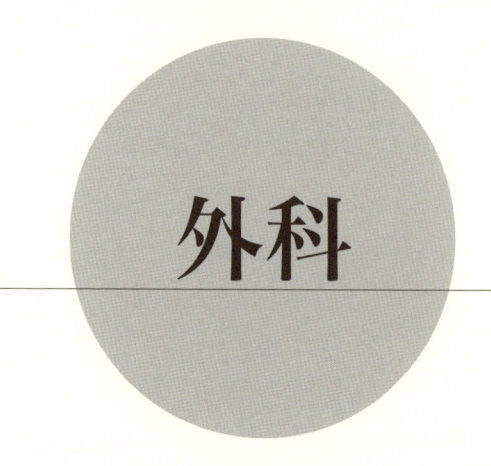

外科

癰疽の初期	葛根湯	［桂枝・葛根］
		［桂枝・麻黄］
陳痼（類広） （凝閉して動かず沈滞する者）	葛根加朮附湯	→ 体痛・麻痺・拘攣 *p.245*
	桂枝加朮附湯	→ 体痛・麻痺・拘攣 *p.245*
	烏頭湯	→ 体痛・麻痺・拘攣 *p.245*
癰疽久しきを経て衰憊の状	柴胡桂枝乾姜湯	［柴胡・黄芩］
		［甘草・乾姜］
諸瘡瘍（膿点のできた後）	排膿散及湯	［枳実・桔梗］
		［桔梗・甘草］
火傷	紫雲膏	［紫根・当帰］
	瀉心湯	［黄連・黄芩］
癰疽、疔腫、乳癰	十味敗毒湯（青洲） 柴胡剤の適応で 解毒の効	
癰疔内攻	瀉心湯（類広）	［黄連・黄芩］

第二章●症候、方、薬徴

諸瘡久しきを経て瘻管状	越婢加朮湯 （類広）	**［麻黄・石膏］** **［朮・附子］**
打撲	桃核承気湯	→ 血証 *p.208*
	抵当湯	→ 血証 *p.208*
	桂枝茯苓丸	→ 血証 *p.208*
	当帰芍薬散	→ 血証 *p.208*
腸癰（虫垂炎類似の症）	大黄牡丹皮湯	→ 血証 *p.208*
	薏苡附子敗醤散	→ 血証 *p.208*
荏苒トシテ愈エズ、新肉長ゼズ	耆帰建中湯（類広）	**［黄耆・当帰］**
骨膜炎などで稀膿止マズ。身体痩削	防已黄耆加朮附湯 （類広）	**［防已・黄耆］** **［朮・附子］**
諸虚不足	十全大補湯（局方）	**［当帰・地黄］** **［人参・朮］**
淤膿尽キズ、新肉長ゼズ	桂枝加朮附湯 （類広）	**［解肌の剤桂枝湯］** **［朮・附子］**

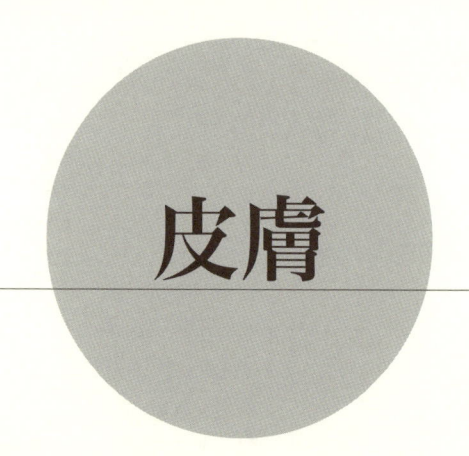

皮膚

汗出て血気上に迫り、水気が皮膚に在る病	桂枝加黄耆湯	［桂枝・黄耆］
熱気灼くが如く	桂枝麻黄各半湯	［桂枝・麻黄］
発斑症	葛根加朮附湯 （類広）	［桂枝・葛根］ ［朮・附子］
ヘルペス	発熱を伴う初発では表証に対する薬方を用いよ（小倉重成）	
凍傷	当帰四逆加呉茱萸生姜湯	［当帰・大棗］ ［呉茱萸・生姜］
	桂枝茯苓丸	［桃仁・牡丹皮］ ［桂枝・茯苓］
灼熱感、掻痒感、心煩	梔子蘗皮湯	［梔子・黄蘗］

251

第二章●症候、方、薬徴

血燥甚だしく、皮膚枯燥、渋紙色	温清飲（回春）	
	四物湯	［当帰・地黄］
		［当帰・川芎］
	合黄連解毒湯	
解毒症体質	荊芥連翹湯 （一貫堂）（回春） （温清飲加荊芥連 翹……）	
凍傷	紫雲膏	→ 外科 *p.249*
軟膏 — 潤肌平肉	紫雲膏	→ 外科 *p.249*
軟膏 — 消炎・殺菌	中黄膏	［鬱金・黄檗］
顔赤黒く、のぼせ強く、乾燥、充血	瀉心湯	［黄連・黄芩］
		［大黄・黄連］
熱毒を解す	黄連解毒湯 （外台）	［黄連・黄芩］
		［梔子・黄檗］
		［柴胡・連翹］
赤く隆起し、滲出液少なく。痂皮のないもの	十味敗毒湯 （回春）	→ 外科 *p.249*
		［柴胡・甘草］
		［荊芥・桔梗］
痂皮、発赤、掻痒、分泌物多く、口渇。肌膚木皮の如し	消風散 （外科正宗）	［当帰・地黄］
		［知母・石膏］
		［荊芥・防風］

皮膚

汚く、分泌物多く、口渇、尿不利	越婢加朮附湯	［麻黄・石膏］ ［朮・附子］
頭面の瘡癤	清上防風湯 （回春）	［黄連・黄芩］ ［荊芥・桔梗］
四肢煩熱、膿疱	三物黄芩湯	［黄芩・苦参］
陽実証のじんま疹	茵蔯蒿湯	［茵蔯蒿・梔子］
顔赤く、身体灼熱、大煩渇	白虎加桂枝湯	［知母・桂枝］ ［知母・石膏］
瘀血を目標に頑固な湿疹など	桂枝茯苓丸	→ 血証 *p.208*
	桃核承気湯	→ 血証 *p.208*
	大黄牡丹皮湯	→ 血証 *p.208*
	当帰芍薬散	→ 血証 *p.208*
貧血性の慢性皮膚搔痒症	当帰飲子	［当帰・川芎］ ［荊芥・防風］
心煩、煩躁、咽燥口渇	黄連阿膠湯	［黄連・阿膠］ ［黄連・黄芩］
表面は血虚して燥（痂皮）内面は水毒	麻杏薏甘湯	［麻黄・薏苡仁］
肌膚甲錯（手掌角化症）	温経湯	［麦門冬・人参］
	薏苡附子敗醤散	［薏苡仁・敗醤］
	大黄䗪虫丸	［黄芩・地黄］

第二章●症候、方、薬徴

諸虚不足	十全大補湯	［当帰・地黄］
		［人参・朮］
寒がりの湿疹、掻痒症	真武湯	［茯苓・附子］
病仍ホ解セズ煩躁	茯苓四逆湯	［茯苓・乾姜］
		［茯苓・附子］

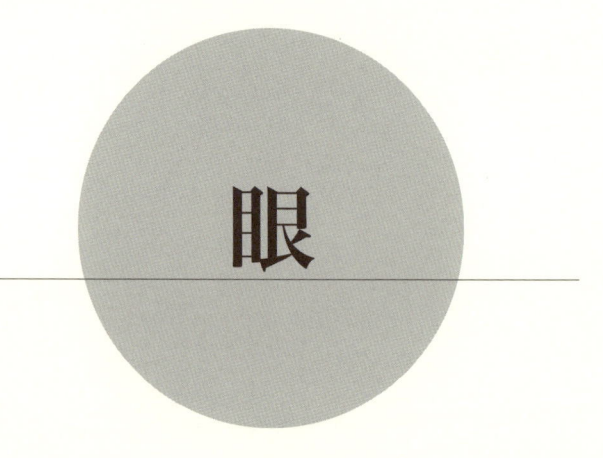

眼

疫眼（はやり目）。項背強急し、発熱悪寒し、脈浮数	葛根加桔梗、大黄、石膏（類広）	［桂枝・葛根］ ［桂枝・麻黄］
風眼。眼瞼炎、緑内障等で涕涙稠粘、痛痒甚だし	大青竜湯（加味、兼用方は類広 cf.）	［桂枝・麻黄・石膏］
上衝頭痛し、雲翳、瞼腫れ泝涙多き者	苓桂朮甘湯（加味、兼用方は類広 cf.）	［茯苓・朮］ ［桂枝・甘草］
消渇、泝涙多く、小便不利	五苓散	［猪苓・茯苓］ ［茯苓・朮］
眼球膨脹し、痒痛、羞明、泝涙多き者	越婢加朮湯	［麻黄・石膏］ ［麻黄・朮］
翼状贅片（肉極）	越婢加朮（附）湯（藤平健）	
結膜春季カタル	柴胡剤、兼駆瘀血剤（小倉重成）	

255

第二章●症候、方、薬徴

眼目嫩痛し、赤脈怒張し、面熱し酔えるが如き者	瀉心湯（類広）	［黄連・黄芩］
角膜乾燥症で雲翳を生じ、赤脈縦横	甘連大黄湯（大黄黄連瀉心湯加甘草）（類広）	［大黄・黄連］
眼底出血	瀉心湯	［黄連・黄芩］
	黄連解毒湯	［黄連・黄芩］
	芎帰膠艾湯　等	［地黄・阿膠］
上衝頭痛し、赤脈縦横	桂枝茯苓丸	［桂枝・茯苓］
		［桃仁・牡丹皮］
打撲損傷丸	桃核承気湯	［桃仁・大黄］
		［桂枝・甘草］
眼中厚膜、赤脈怒起	桃核承気湯	
眼目赤腫、疼痛、じっと物を見つめること能わず	抵当湯	［桃仁・大黄］
		［水蛭・虻虫］
眼目赤痛、心下に支飲あり、頭眩、涕涙	当帰芍薬散	［当帰・芍薬］
両目黯黒（視力がない）	大黄䗪虫丸	［桃仁・大黄］
		［蠐螬・乾漆］
網膜色素変性症	大黄䗪虫丸の応じることあり（田畑自験）	蠐螬は眼病に著効あり
老人性白内障	八味丸の応じること多し（藤平健）	

256

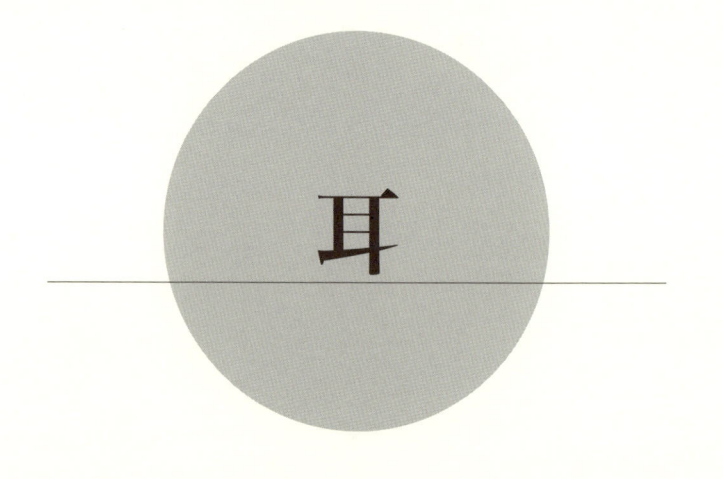

流行性耳下腺炎	葛根湯（類広）	［桂枝・葛根］
		［桂枝・麻黄］
足が冷え、顔がほてる滲出性中耳炎	苓桂味甘湯	［五味子・桂枝］
		［桂枝・甘草］
耳ノ前後腫レ、之ヲ刺シテ、脈続イテ浮ナル者	小柴胡湯	［柴胡・黄芩］
両耳聞ク所無ク、目赤ク、胸中満シテ煩スル者	小柴胡湯	［柴胡・黄芩］
耳下腺炎、顎下腺炎	小柴胡湯（類広）	
耳中啾啾トシテ安ンゼズ、或ハ耳聾累月復セザル者	小柴胡湯（類広）	
腹力あって便秘する者の耳鳴	大柴胡湯	［柴胡・黄芩］
		［枳実・大黄］

第二章●症候、方、薬徴

高血圧症等で、逆上、顔面潮紅、便動、不眠のある耳鳴	瀉心湯	［**黄連・黄芩**］ ［**大黄・黄連**］
老人性難聴、神経性難聴	八味丸	［**地黄・山茱萸**］ ［**山茱萸・山薬**］

鼻

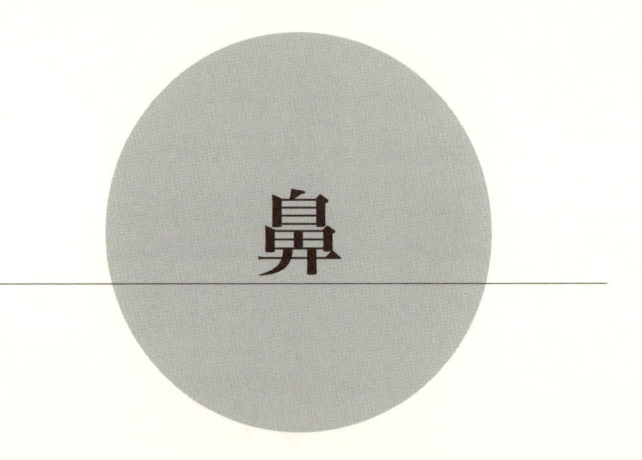

蓄膿症	葛根湯	［桂枝・葛根］
		［桂枝・麻黄］
	加朮附湯	
	加桔梗石膏湯	
	加辛夷川芎湯	
脈浮緊ニ汗ヲ発セズ、因ッテ衄ヲ致ス	麻黄湯	［桂枝・麻黄］
心気不定、吐血衄血ス	瀉心湯	［黄連・黄芩］
酒皶鼻	黄連解毒湯	［黄連・黄芩］
		［梔子・黄檗］
逆経	桃核承気湯	［桃仁・大黄］
虚労、裏急シ、悸シテ衄シ	小建中湯	［膠飴・芍薬］

第二章●症候、方、薬徴

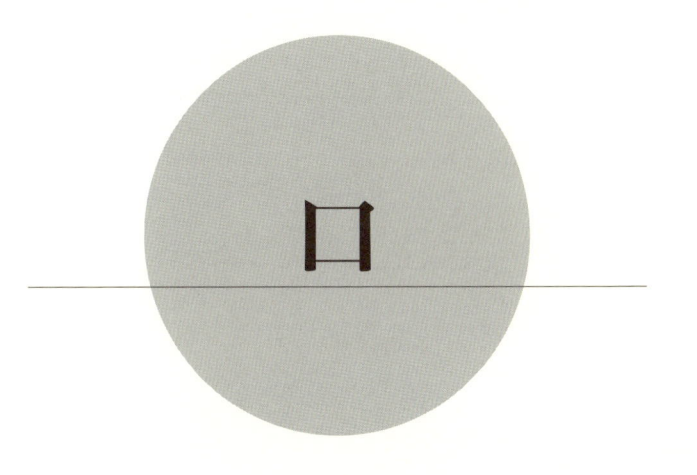

口

咽喉の腫痛	葛根湯	［桂枝・葛根］
		［桂枝・麻黄］
	加桔梗、 大黄、石膏 （類広）	
眼中牙歯疼痛、口中腫痛腐爛	葛根黄連黄芩湯	［葛根・甘草］
		［黄連・黄芩］
	加大黄（類広）	
口苦、咽乾、目眩	〈少陽病〉	
不大便而嘔、舌上白胎者	小柴胡湯	［柴胡・黄芩］
		［黄芩・人参］
少陰病、咽痛者	甘草湯	［甘草］
化膿傾向のある咽痛	桔梗湯	［桔梗・甘草］

260

咽喉腫痛、痰涎壅甚	涼膈散 （金．外科正宗）	［大黄・黄連］ ［桔梗・石膏］
齲歯疼痛、歯縫出血、口内腐爛	瀉心湯	［黄連・黄芩］ ［大黄・黄連］
口内炎	黄連解毒湯	［黄連・黄芩］ ［梔子・黄檗］
鵞口瘡（口腔カンジダ）	甘連大黄湯 （大黄黄連瀉心湯 加甘草）（類広）	［甘草・黄連］
のどのつかえ	半夏厚朴湯 　加桔梗（類広）	［半夏・厚朴］
胸中つかえ、呼吸促進	橘皮枳実生姜湯	［橘皮・生姜］
大逆上気、咽喉不利	麦門冬湯	［麦門冬・半夏］
少陰病咽痛スル者（太陽病薬方に合方して表裏双解の効あり）	半夏散及湯 　加桔梗，大黄 　　　　　（類広）	［半夏・甘草］ ［桂枝・甘草］
多唾口燥、面酔状ノ如シ	苓桂味甘湯	［五味子・桂枝］
涎唾多ク、小便数、肺中冷	甘草乾姜湯	［甘草・乾姜］
喜唾了了タラズ	理中丸	［人参・朮］ ［人参・乾姜］
渇シテ嘔セズ（唇口乾燥あり）	柴胡桂枝乾姜湯	［栝呂根・牡蛎］
虚労裏急、咽乾キ口燥ク者	小建中湯	［膠飴・芍薬］

261

第二章 ●症候、方、薬徴

唇口乾燥、瘀血少腹ニ在リテ去ラズ	温経湯	［麦門冬・半夏］
歯牙疼痛	桂枝五物湯（東洞）	［桂枝・茯苓］
		［地黄・黄芩］
首より上の痛み	立効散（衆方規矩）	［細辛・甘草］
		［竜胆・防風］
歯ぐきの化膿	排膿散	［枳実・桔梗］
歯牙疼痛	白虎湯	［石膏・知母］
齲歯疼痛	桃核承気湯	［桃仁・大黄］
		［大黄・芒硝］
牙歯疼痛	調胃承気湯	［大黄・芒硝］

労倦、遷延した病

色欲過多、鬼交、漏液	桂枝加竜骨牡蛎湯 （類広）	［桂枝・竜骨］ ［竜骨・牡蛎］
桂枝本解肌ト為ス	桂枝湯	［桂枝・甘草（気）］ ［芍薬・甘草（血）］ ［生姜・大棗（水）］
心煩スル者。精神困乏	柴胡桂枝乾姜湯 （類広）	［柴胡・黄芩］ ［栝呂根・牡蛎］
虚労、虚煩、眠ルコトヲ得ズ	酸棗湯	［酸棗仁・知母］
労復スル者	枳実梔子豉湯、 加大黄 （類広）	［枳実・梔子］ ［梔子・香豉］
虚羸少気	竹葉石膏湯（類広）	［竹葉・石膏］ ［麦門冬・人参］
骨蒸労熱にて支体煩熱	三物黄芩湯（類広）	［黄芩・地黄］

第二章●症候、方、薬徴

食事味無ク労倦虚損	補中益気湯 （弁惑論）	[人参・朮] [陳皮・生姜] [柴胡・甘草]
諸虚不足、五労七傷	十全大補湯（局方）	[人参・朮] [当帰・地黄]
五労虚極、羸痩シ、内ニ乾血有リ	大黄䗪虫丸	[桃仁・大黄] [蝱蟲・䗪虫]
貧血、出血、不眠	帰脾湯（済生方）	[人参・朮] [当帰・黄耆] [酸棗仁・竜眼肉]
虚労不足、汗出デ悶エ、脈結シ、悸	炙甘草湯	[麦門冬・人参] [阿膠・地黄]
虚労、裏急シ、悸シテ衄シ、腹中痛ミ、夢ニ失精シ、四肢痠痛シ、手足煩熱シ、咽乾キ口燥ク者	小建中湯	[膠飴・芍薬]
虚労、裏急、諸不足	黄耆建中湯	[桂枝・黄耆]
虚労、腰痛、少腹拘急シ、小便不利	八味丸	[地黄・山茱萸] [山茱萸・山薬]
但寐ント欲スル也	〈少陰病〉	
累日愈エズ熱気纏繞	柴胡桂枝湯（類広）	[小柴胡湯合桂枝湯]
病毒沈滞	大柴胡湯（類広）	[柴胡・黄芩] [枳実・大黄]

労倦、遷延した病

病仍ホ解セズ	茯苓四逆湯	[茯苓・乾姜]
		[茯苓・附子]
人事不省、仮死状態	麻黄湯（類広）	[桂枝・麻黄]
ガス中毒	麻黄加朮湯（類広）	[麻黄・朮]
ひきつけ	甘連大黄湯 （大黄黄連瀉心湯 加甘草）（類広）	[大黄・黄連]
		[大黄・甘草]
之ヲ下スコト太ダ早クシテ結胸状	小陥胸湯	[黄連・栝呂実]
急迫する厥	甘草乾姜湯（類広）	[甘草・乾姜]
手足厥寒する者の回生剤二方	四逆湯	[乾姜・附子]
		[甘草・乾姜]
	当帰四逆加 呉茱萸生姜湯	[当帰・大棗]
		[当帰・細辛]
自下利の脱症	四逆加人参湯 （類広）	[乾姜・人参]
		[乾姜・附子]
精力衰憊	茯苓四逆湯	[茯苓・乾姜]
		[乾姜・附子]
最重極困の症	通脈四逆加 猪胆汁湯（類広）	[乾姜・附子]
		[乾姜・猪胆汁]
急性食中毒	橘皮大黄朴硝湯	[橘皮・大黄]
		[大黄・芒硝]
急病、吐下の剤	紫円	[巴豆・杏仁]

265

第二章●症候、方、薬徴

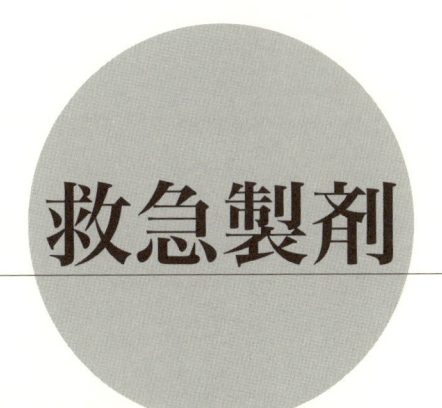

救急製剤

立命丸（松原一閑斎）　人参、熊胆、等量

回生散（奥田謙蔵）　熊胆 2.0　麝香 1.0　葛根 20.0　1 回に 0.2 〜 0.5

こころと心臓に（田畑隆一郎）
高級牛黄（例オーストラリア）1 回 0.2g

こころと脾胃に（田畑隆一郎）
熊胆 0.05　麝香 0.03　蛇胆 0.06　田七人参末 0.5、毛人参 0.36、生姜 0.3
以上一包

第三章

二味の薬徴

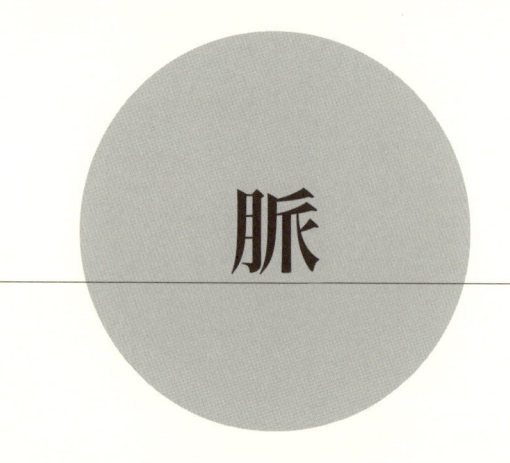

脈

[桂枝・甘草]	→ 気の異常 *p.278*
[乾姜・附子]	→ 寒・冷・厥 *p.273*
[桂枝・麻黄]	→ 汗 *p.302*
[桂枝・麻黄・石膏]	→ 汗 *p.302*
[葛根・黄連]	→ 大便の異常 *p.310*
[猪苓・茯苓]	→ 小便の異常 *p.307*
[麦門冬・人参]	肺を潤し津液を生じ血分を通わせ、……血の鬱滞を清解滋潤し脈結代、少気、大逆上気。唇口乾燥等を治す。 炙甘草湯　竹葉石膏湯　麦門冬湯　温経湯
[石膏・人参]	→ 渇 *p.300*
[枳実・大黄]	→ 大便の異常 *p.310*
[大黄・芒硝]	→ 大便の異常 *p.310*
[当帰・大棗]	→ 寒・冷・厥 *p.273*

第三章●二味の薬徴

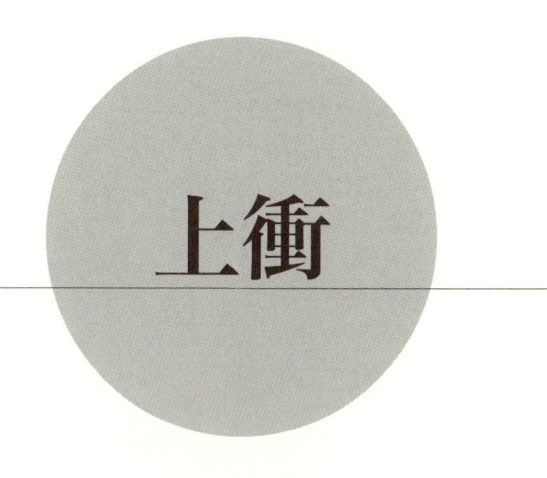

上衝

［桂枝・甘草］	→ 気の異常 *p.278*
［桂枝・茯苓］	裏気の衝逆を和し水気の逆行を下降し、動悸を鎮め、小便を通じ、水逆、奔豚、頭眩、冒、心下悸、癥痼、煩驚、小便不利等を治す。 五苓散　苓桂甘棗湯　苓桂朮甘湯　苓桂味甘湯 茯苓甘草湯　桂枝茯苓丸　柴胡加竜骨牡蛎湯 八味丸
［甘草・大棗］	切迫症状を緩和し胃を滋潤して血気を下降し、血の動迫を下降する。 桂枝湯　桂枝去芍薬湯　葛根湯　大青竜湯 半夏瀉心湯　旋覆代赭石湯　黄連湯　黄芩湯 甘麦大棗湯　苓桂甘棗湯　当帰四逆湯　炙甘草湯 橘皮竹筎湯　桂枝加芍薬湯　小建中湯　附子粳米湯
［乾姜・附子］	→ 寒・冷・厥 *p.273*

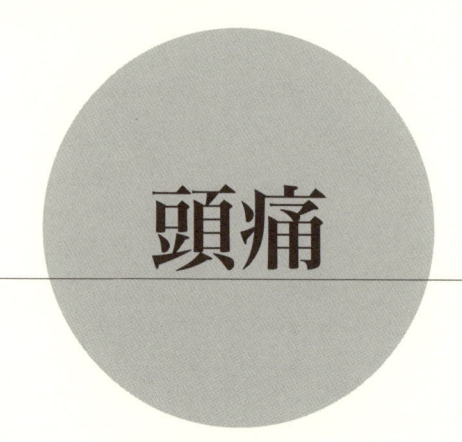

頭痛

［桂枝・甘草］	→ 気の異常 *p.278*
［桂枝・麻黄］	→ 汗 *p.302*
［茯苓・朮］	→ 水気 *p.282*
［猪苓・茯苓］	→ 小便の異常 *p.307*
［大黄・芒硝］	→ 大便の異常 *p.310*
［呉茱萸・生姜］	→ 寒・冷・厥 *p.273*
［麻黄・附子］	→ 汗 *p.302*

第三章●二味の薬徴

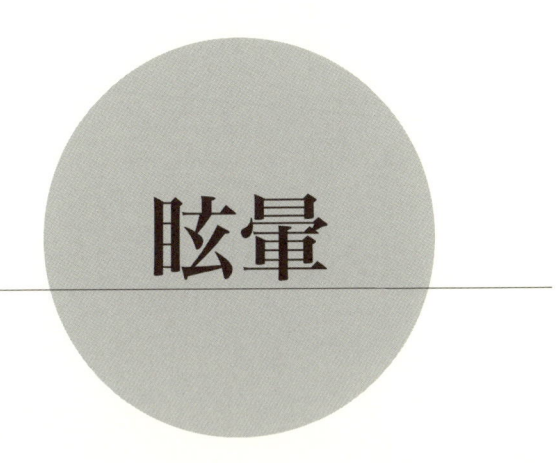

眩暈

［沢瀉・尤］	内より水を集めて乾燥を滋潤し、内外の湿を集めて小便に通利し、心下の支飲を解して冒眩を治す。 沢瀉湯　茯苓沢瀉湯
［桂枝・茯苓］	→　上衝　*p.270*
［生姜・附子］	水の動揺を収め散漏する陽気を救い、頭眩を治す。 真武湯　桂枝加附子湯　桂枝芍薬知母湯
［柴胡・黄芩］	→　胸脇部の異常　*p.295*
［半夏・茯苓］	→　水気　*p.282*
［猪苓・茯苓］	→　小便の異常　*p.307*
［桂枝・竜骨］	→　煩・煩躁・狂　*p.291*
［甘草・乾姜］	→　寒・冷・厥　*p.273*

寒・冷・厥

［桂枝・甘草］	→ 気の異常 *p.278*
［桂枝・麻黄］	→ 汗 *p.302*
［桂枝・葛根］	→ 体痛・麻痺・拘攣 *p.313*
［柴胡・黄芩］	→ 胸脇部の異常 *p.295*
［柴胡・枳実］	→ 胸脇部の異常 *p.295*
［桂枝・竜骨］	→ 煩・煩躁・狂 *p.291*
［生姜・茯苓］	→ 悸・動 *p.294*
［石膏・知母］	→ 渇 *p.300*
［石膏・人参］	→ 渇 *p.300*
［桂枝・附子］	→ 体痛・麻痺・拘攣 *p.313*
［当帰・大棗］	血を和し寒を散じ胃を滋潤して、殼冷えを温散する。 当帰四逆湯
［当帰・細辛］	血を和し寒を散じ陳寒を温め、厥寒を治す。 当帰四逆湯

第三章●二味の薬徴

［**甘草・乾姜**］	切迫症状を緩和し陽気を通わせて、肺中冷を解し、煩躁、涎沫、心煩、喘欬、嘔・嘔吐、心下痞痞鞕・腹痛、頻尿、悪寒四肢厥冷を治す。甘草・乾姜の二味の薬徴を含む薬方には胃内停水を認める者が多い。 甘草乾姜湯　柴胡桂枝乾姜湯　小青竜湯 苓甘姜味辛夏仁湯　半夏瀉心湯　黄連湯　人参湯 苓姜朮甘湯　四逆湯
［**大黄・附子**］	ごてついた病毒を附子で温め浮き上がらせて大黄で下す。 附子瀉心湯　大黄附子湯
［**呉茱萸・生姜**］	脾胃の気と水を温散下降し水の動揺を和し、手足厥冷を治す。 呉茱萸湯　当帰四逆加呉茱萸生姜湯　温経湯
［**乾姜・朮**］	陽気を通わせ尿利を整え腰中冷、下利等を治す。 苓姜朮甘湯　人参湯
［**茯苓・烏頭**］	逆行する水気を下降し寒堅凍凝した水気をほぐして陽気の不順をめぐらし腹中の寒気を除く。 赤丸
［**細辛・附子（烏頭）**］	陳寒を温め陽気を救い、寒気欬、厥逆、気分、便秘を治す。 麻黄附子細辛湯　赤丸（烏頭） 桂枝去芍薬加麻黄附子細辛湯　大黄附子湯
［**茯苓・附子**］	逆行する水気を下降し寒凝した水気をほぐし陽気の不順をめぐらす。 八味丸　真武湯　附子湯　茯苓四逆湯

寒・冷・厥

［**人参・附子**］	血脈を通わせ陽気を救い、下利、疼痛、悪寒等を治す。 四逆加人参湯　茯苓四逆湯　附子湯
［**芍薬・附子**］	筋中の血流をよくし陽気を救い、悪寒を治す。 桂枝加附子湯　芍薬甘草附子湯
［**甘草・附子**］	切迫症状を緩和して陽気を救い、厥冷を治す。 麻黄附子甘草湯　桂枝附子湯　甘草附子湯 芍薬甘草附子湯　四逆湯　茯苓四逆湯
［**乾姜・附子**］	陽気を通わせ陽気を救い、悪寒を治す主薬となし、 手足厥冷、下利、煩躁、心痛を治す。 四逆湯　茯苓四逆湯　白通湯　乾姜附子湯 烏頭赤石脂丸 また、乾姜を増量して用いれば重篤な疾患に応じる。 通脈四逆湯

第三章●二味の薬徴

発熱・暑がり・ほてり

［桂枝・甘草］	→　気の異常 *p.278*
［桂枝・麻黄］	→　汗　*p.302*
［茯苓・朮］	→　水気　*p.282*
［黄芩・地黄］	胃熱をさまし血熱を瀉し、湿熱性の四肢煩熱を治す。 三物黄芩湯　黄土湯　大黄䗪虫丸
［黄連・黄芩］	→　心胸中の異常　*p.288*
［梔子・黄檗］	胸中の熱を清し湿熱を除き、心下煩悶、肌表の熱感、発黄等を治す。 黄連解毒湯　梔子檗皮湯　大黄硝石湯
［麻黄・石膏］	上部、表位の水気を和し気をゆるめて伏熱を冷まし上迫する水気を下降して小便に通じ、熱感を除き、喘、腫、欬等を治す。 麻杏甘石湯　越婢湯　越婢加半夏湯
［知母・石膏］	→　渇　*p.300*
［乾姜・附子］	→　寒・冷・厥　*p.273*

276

［大黄・芒硝］	→ 大便の異常 *p.310*
［膠飴・芍薬］	→ 腹痛・腹満・腹候 *p.305*
［桂枝・牡丹皮］	→ 血証 *p.279*
［麦門冬・人参］	→ 脈 *p.269*
［茯苓・朮］	→ 水気 *p.282*
［乾姜（増量）・附子］	→ 寒・冷・厥 *p.273*

第三章●二味の薬徴

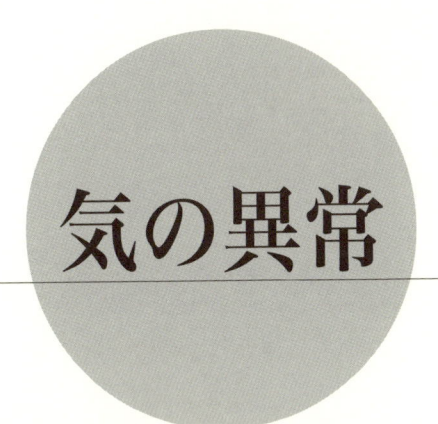

気の異常

［桂枝・甘草］	表気を発散して切迫症状を緩和し、気の異常による諸症状を治す主薬となし、上衝頭痛、発熱して欬、悪風、発熱、悸、冒眩、奔豚、胸満、短気、狂状等を治す。 桂枝湯　小青竜湯　葛根湯　麻黄湯　桂枝甘草湯 苓桂味甘湯　苓桂朮甘湯　苓桂甘棗湯 桂枝去芍薬湯　茯苓甘草湯　桃核承気湯
［桂枝・茯苓］	→　上衝　*p.270*
［乾姜・附子］	→　寒・冷・厥　*p.273*
［半夏・厚朴］	痰飲を除き気を下し満を散じ、胸腹満を治す。 半夏厚朴湯　厚朴生姜半夏甘草人参湯

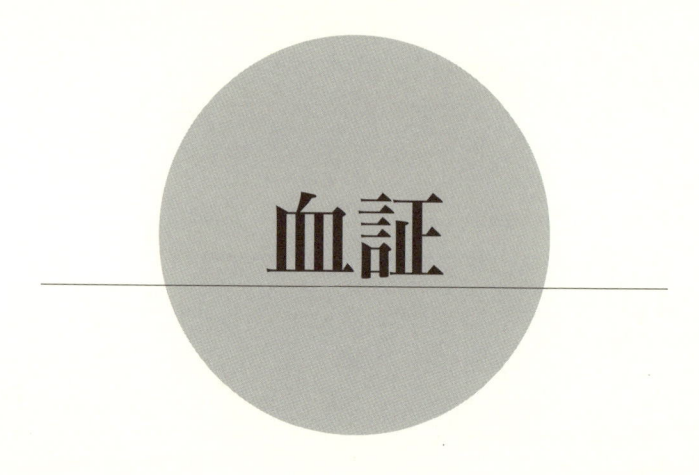

血証

［桂枝・麻黄］	→ 汗 *p.302*
［膠飴・芍薬］	→ 腹痛・腹満・腹候 *p.305*
［黄連・黄芩］	→ 心胸中の異常 *p.288*
［阿膠・艾葉］	血分を滋潤して中を温め、出血、安胎の要薬となす。 芎帰膠艾湯
［阿膠・地黄］	血分を滋潤して血熱を瀉して血の循環をよくし、心動悸、脱血、下血を治す要薬となす。 炙甘草湯　芎帰膠艾湯　黄土湯
［黄土・地黄］	中を温め収斂して止血し血熱を除き、破敗した血分を順通する。 黄土湯
［柏葉・艾葉］	気を和し中を温めて、衰廃した者の出血を止める。 柏葉湯
［桂枝・茯苓］	→ 上衝 *p.270*

第三章●二味の薬徴

［桃仁・牡丹皮］	畜血を破り血滞を散らし血中の伏熱を瀉して血を和し瘀血を破る。 桂枝茯苓丸　大黄牡丹皮湯
［桂枝・牡丹皮］	温めて血中の伏熱を瀉して、血行を促進する。 桂枝茯苓丸　八味丸　温経湯
［桃仁・大黄］	畜血を破り血滞を散らし二便の閉結を通じて、実証瘀血を破る主薬となし、少腹急結、腸癰、乾血を治す。 桃核承気湯　大黄牡丹皮湯　抵当湯　大黄䗪虫丸
［大黄・芒硝］	→　大便の異常　*p.310*
［水蛭・虻虫］	血を潤し血を走らせて積を破り陳旧瘀血を駆逐し、陳久瘀血、乾血を除く。 抵当湯　大黄䗪虫丸
［大黄・牡丹皮］	腸胃の燥結実熱を蕩滌し、伏熱を瀉して血を和し、腸癰を治す。 大黄牡丹皮湯
［桃仁・瓜子］	畜血を破り血滞を散らし膿血を破潰し、腸癰、肺癰を治す要薬となす。 大黄牡丹皮湯　葦茎湯
［薏苡仁・敗醤根］	痺閉を開き瘀血の凝結を破り膿を化して水となし、陰虚証の癰膿を治す。 薏苡附子敗醤散
［葦茎・桃仁］	心肺上焦の熱を清し畜血を破り、肺癰の毒血を去る。 葦茎湯
［当帰・芍薬］	血を和し寒を散じ筋中の血流を温めて、腹痛を治す。 当帰芍薬散　当帰建中湯　温経湯　芎帰膠艾湯

血証

［当帰・川芎］	血を和し寒を散じ血気のとどこおりをめぐらし、陰性の瘀血を和す主薬となし、冷え、生理異常、下血、帯下等を治す。 当帰芍薬散　芎帰膠艾湯　温経湯　奔豚湯　続命湯
［阿膠・牡丹皮］	血分を滋潤し血中の伏熱を瀉し、旧血を和し新血を会通させて崩中を治す。 温経湯
［麦門冬・人参］	→　脈 *p.269*
［蟅蟲・䗪虫］	陳旧瘀血を滋潤して利し血塊を砕き虚極羸痩の瘀血を和す。 大黄䗪虫丸
［柴胡・黄芩］	→　胸脇部の異常 *p.295*
［当帰・地黄］	血を和し血熱を瀉し、血を滋潤する。 四物湯

281

第三章●二味の薬徴

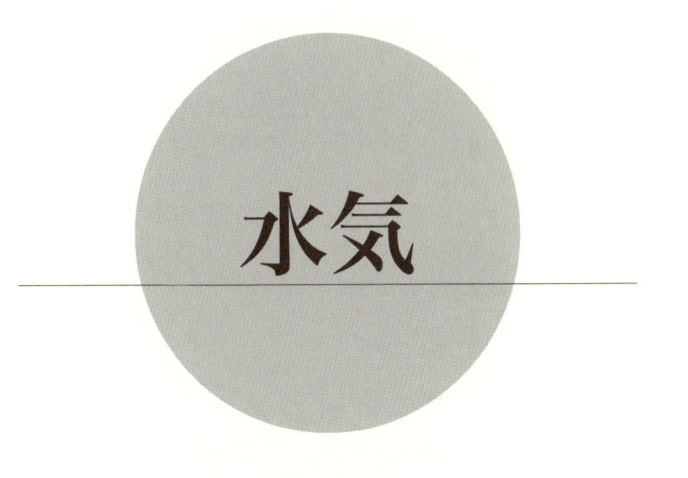

水気

[甘草・乾姜]	→ 寒・冷・厥 *p.273*
[桂枝・麻黄]	→ 汗 *p.302*
[半夏・茯苓]	湿を天日に乾かし水を溝に流すが如くぬかるみを乾かし、呕、食欲不振、咽中炙臠、浮腫、腹中寒気厥逆等を治す。また臓器の内面のむくみをとる。 小半夏加茯苓湯　半夏瀉心湯加茯苓　茯苓飲加半夏　半夏厚朴湯　苓甘姜味辛夏仁湯　赤丸
[生姜・茯苓]	動揺する水気を鎮め逆行する水気を下降し、胃中不和、喘鳴息迫、胃反、頭眩を治す。 茯苓飲　茯苓甘草湯　茯苓沢瀉湯　真武湯
[黄連・黄芩]	→ 心胸中の異常 *p.288*
[枳実・朮]	→ 胃・食欲 *p.296*
[生姜・半夏]	→ 呕・呕吐・噫・噦 *p.298*

［茯苓・朮］	水気の逆行を下降し水道を利し、水気を順通すること最も速やかな剤となし、発熱、眩暈、尿の不利、自利、不食、胃反、冷え等を治す。
	桂枝去桂加茯苓朮湯　真武湯　五苓散　苓姜朮甘湯 茯苓飲　茯苓沢瀉湯　当帰芍薬散　附子湯 これらの症には胃内停水あり。
［桂枝・甘草］	→　気の異常　p.278
［桂枝・茯苓］	→　上衝　p.270
［沢瀉・朮］	内外の湿を集め、小便に通利して心下の支飲を除き、冒眩に苦しむ者を治す。
	沢瀉湯　茯苓沢瀉湯
［防已・石膏］	表位の水気を瀉し内熱を冷まし、隔間の支飲を除き喘満を治す。
	木防已湯
［茯苓・附子］	逆行する水気を下降し寒凝した水塊をほぐし、陽気不順をめぐらし、臍下不仁、除かれない水気、手足の寒え、病が仍お解しない煩躁を治す。
	八味丸　真武湯　附子湯　茯苓四逆湯
［乾姜・茯苓］	陽気を通わせ水の逆行を和し、水気の運行を整え、煩躁、欬満、小便自利等を治す。
	茯苓四逆湯　苓甘姜味辛夏仁湯　苓姜朮甘湯

第三章●二味の薬徴

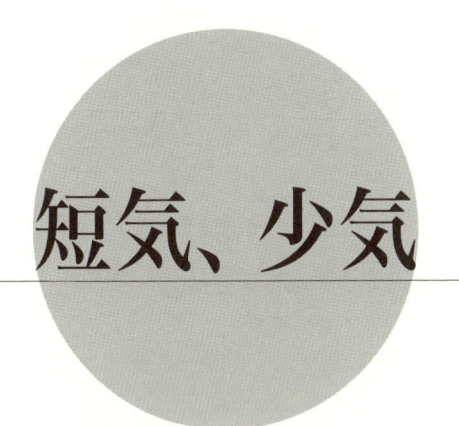

短気、少気

[橘皮・生姜]	心胸中の気分を通じ逆気を降し水の動揺逆行を和し、胸痺、宿水あり不食の者、乾嘔、噦逆を治す。 橘皮枳実生姜湯　茯苓飲　橘皮湯　橘皮竹筎湯
[茯苓・甘草]	逆行する水気を下降し切迫症状を緩和し、心悸亢進、短気、虚煩、煩躁を治す。 茯苓甘草湯　茯苓杏仁甘草湯　酸棗湯　茯苓四逆湯
[茯苓・朮]	→ 水気 p.282
[桂枝・甘草]	→ 気の異常 p.278
[地黄・山茱萸]	→ 労倦、遷延した病 p.327
[沢瀉・茯苓]	→ 渇 p.300
[大黄・芒硝]	→ 大便の異常 p.310
[朮・附子]	→ 体痛・麻痺・拘攣 p.313
[竹葉・石膏]	心胸を涼しくして内熱を除き、虚気の逆迫を下降し、虚羸少気、乳ぶるいを治す。 竹葉石膏湯　竹皮大丸

284

| ［梔子・甘草］ | 胸中の熱を去りもだえ苦しむ切迫症状を緩和し、浅表性呼吸を治す。

梔子甘草豉湯 |

第三章 ●二味の薬徴

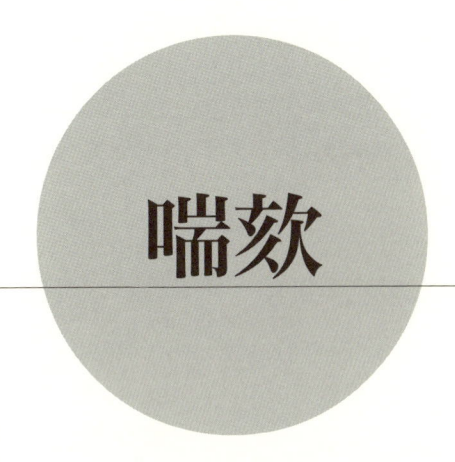

喘欬

[厚朴・杏仁]	気を降し満を散じ上焦に迫る裏水を下降して喘を治す。 桂枝加厚朴杏仁湯
[麻黄・細辛]	上部・表位の水気を和し陳寒を温め、欬を治す。 小青竜湯　麻黄附子細辛湯
[細辛・五味子]	陳寒を温めて陽気を扶け、潤して、欬を治す。 小青竜湯　苓甘五味姜辛湯　苓甘姜味辛夏仁湯
[麻黄・石膏]	→　発熱・暑がり・ほてり　*p.276*
[甘草・乾姜]	→　寒・冷・厥　*p.273*
[甘草・麻黄]	急迫症状を緩和し表位・上部の水気を和し、表位に外迫する裏水を除き、喘、腫、疼痛等を治す。 小青竜湯　葛根湯　麻黄湯　大青竜湯　甘草麻黄湯　麻黄連軺赤小豆湯　麻杏薏甘湯
[麻黄・杏仁]	上部・表位の水気を和し上焦に迫る裏水を下降して、喘、疼痛、痹等を治す。 麻黄湯　麻杏甘石湯　麻杏薏甘湯　統命湯

286

［葛根・黄連］	→ 大便の異常 *p.310*
［生姜・半夏］	→ 嘔・嘔吐・噫・噦 *p.298*
［半夏・麻黄］	→ 悸・動 *p.294*
［麦門冬・半夏］	肺を潤し上部の燥を潤し、欬、少気、唇口乾燥等を治す。 麦門冬湯　竹葉石膏湯　温経湯
［葦茎・桃仁］	胸中の煩満を治し畜血を破り、肺癰の毒血を去る。 葦茎湯
［半夏・厚朴］	→ 気の異常 *p.278*
［橘皮・生姜］	→ 短気、少気 *p.284*
［黄連・栝呂実］	→ 心下の異常 *p.289*
［大黄・芒硝］	→ 大便の異常 *p.310*
［防已・人参］	→ 心下の異常 *p.289*
［桔梗・甘草］	→ 口 *p.325*
［麻黄・附子］	→ 汗 *p.302*

第三章●二味の薬徴

心胸中の異常

[桂枝・甘草]	→ 気の異常 *p.278*
[栝呂実・薤白]	水飲の凝結を和らげ陽気の鬱滞をめぐらし胸中に鬱滞した気・水の固まりをときほぐし、胸痛、喘を治す。 栝呂薤白白酒湯　栝呂薤白半夏湯　枳実薤白桂枝湯
[枳実・桂枝]	気を破り水を行らし上衝を治し、つきあげる胸痛を治す。 枳実薤白桂枝湯
[乾姜・人参]	→ 胃・食欲 *p.296*
[烏頭・乾姜]	心中の寒堅凍凝を緩め陽気を通わせ、心痛を治す。 烏頭赤石脂丸
[梔子・香豉]	→ 煩・煩躁・狂 *p.291*
[乾姜・附子]	→ 寒・冷・厥 *p.273*
[橘皮・生姜]	心胸中の気分を通じ水の動揺逆行を和し、胸痺、宿水、嘔噦を治す。 橘枳姜湯　茯苓飲　橘皮竹筎湯

心下の異常

[大黄・黄連]	二便の閉結を通じ心胸中の血鬱を開き、胸中の血気を下降し、心下痞、心気不定を治す。 大黄黄連瀉心湯　瀉心湯　附子瀉心湯
[黄連・黄芩]	心胸中の血気を下降し胃熱を冷まし、瀉心の源方となし、心下痞。心下痞鞕を解し、嘔、下利、出血、心煩等を治す。 半夏瀉心湯　葛根黄連黄芩湯　瀉心湯　附子瀉心湯 黄連解毒湯
[生姜・半夏]	→　嘔・嘔吐・噫・噦　*p.298*
[旋覆花・代赭石]	堅きを軟らげ気を下し水をめぐらし、胃を開き痞を軟らげて除かざる噫気を治す。 旋覆代赭石湯
[茯苓・朮]	→　水気　*p.282*
[朮・生姜]	内外の湿を集め水気の動揺を治め、心下に迫る水気を除き、心下満微痛、宿水の吐出、悸・頭眩等を治す。 桂枝去桂加茯苓朮湯　茯苓飲　真武湯

第三章●二味の薬徴

［桂枝・茯苓］	→　上衝 *p.270*
［猪苓・茯苓］	→　小便の異常 *p.307*
［梔子・香豉］	→　煩・煩躁・狂 *p.291*
［防已・人参］	表位の水気を瀉し脾胃の血脈を通わせて心下痞堅を治す。 木防已湯
［黄連・栝呂実］	胸中の血鬱を下降し水飲の凝結を軟らげ、瘀熱の結聚を解し、心下痛を治す。 小陥胸湯
［乾姜・人参］	→　胃・食欲 *p.296*
［桂枝・麻黄］	→　汗 *p.302*
［麻黄・附子］	→　汗 *p.302*
［枳実・朮］	気滞を通じ水を行らし、健胃・燥湿に働く。 枳朮湯　茯苓飲

煩・煩躁・狂

［桂枝・麻黄・石膏］	→ 汗 *p.302*
［柴胡・黄芩］	胸脇の気熱を和し心下以下の血熱を下降し、胸脇苦満、往来寒熱、呕、心煩、欬、経水不利等を治す。 小柴胡湯　柴胡桂枝湯　柴胡加竜骨牡蛎湯　大柴胡湯
［柴胡・甘草］	胸脇の気熱を和し切迫症状を緩和し、肝気の鬱結を散じて心煩を治す。 小柴胡湯　柴胡桂枝湯　柴胡桂枝乾姜湯　四逆散
［桂枝・甘草］	→ 気の異常 *p.278*
［柴胡・枳実］	胸脇の気熱を和し気滞を通じ、心下痞鞕を治す。 四逆散　大柴胡湯
［枳実・大黄］	→ 大便の異常 *p.310*
［竜骨・牡蛎］	→ 悸・動 *p.294*
［大黄・黄連］	→ 心下の異常 *p.289*

第三章●二味の薬徴

［黄連・阿膠］	心胸中の血気を下降し、血分を滋潤して胸中の瘀熱を清潤して煩を治す。 黄連阿膠湯
［大黄・附子］	→ 大便の異常 *p.310*
［甘草・乾姜］	→ 寒・冷・厥 *p.273*
［黄連・黄芩］	→ 心下の異常 *p.289*
［梔子・黄檗］	胸中の熱を清め湿熱を除き、熱感、発黄を治す。 黄連解毒湯　梔子檗皮湯　大黄硝石湯
［桂枝・竜骨］	表気を発散し浮越した正気を収斂して固気し、肝の陽気の亢ぶりを鎮静する。 桂枝加竜骨牡蛎湯　柴胡加竜骨牡蛎湯　天雄散
［竜骨・牡蛎］	→ 悸・動 *p.294*
［膠飴・芍薬］	→ 腹痛・腹満・腹候 *p.305*
［地黄・山茱萸］	→ 労倦、遷延した病 *p.327*
［蜀漆・牡蛎］	上逆する水飲をめぐらし水血の凝結を和らげ驚狂を鎮める。 救逆湯
［梔子・香豉］	心胸中の気熱をさばき胃の働きを扶け、心中もやもやとして苦しく、或は眠れず、或はじっとしていられず、心下軟なる者を治す。 梔子豉湯　梔子甘草豉湯　梔子生姜豉湯 枳実梔子豉湯
［梔子・枳実］	胸中の熱を去り心胸に凝結する水を和し、胃気を救う。 梔子厚朴湯　枳実梔子豉湯

煩・煩躁・狂

［枳実・厚朴］	→ 大便の異常 *p.310*
［酸棗仁・知母］	血気を下降し津液を生じ、虚煩して眠れない者を治す。 酸棗湯
［猪苓・茯苓］	→ 小便の異常 *p.307*
［呉茱萸・生姜］	→ 寒・冷・厥 *p.273*
［半夏・厚朴］	痰飲を除き気を下し満を散じ、咽喉を利し、胸腹満を治す。 半夏厚朴湯　厚朴生姜半夏甘草人参湯
［厚朴・蘇葉］	気を下し満を散じ気をめぐらせて、気の塞がりを除く。 半夏厚朴湯
［小麦・甘草］	煩熱を除き急迫症状を緩和し、気持ちを大きく開かせる。 甘麦大棗湯
［甘草・大棗］	→ 上衝 *p.270*
［桃仁・大黄］	→ 血証 *p.279*
［石膏・人参］	→ 渇 *p.300*
［水蛭・芒硝］	→ 血証 *p.279*
［大黄・芒硝］	→ 大便の異常 *p.310*
［乾姜・附子］	→ 寒・冷・厥 *p.273*
［附子・茯苓］	→ 寒・冷・厥 *p.273*
［乾姜・茯苓］	→ 水気 *p.282*

第三章 ●二味の薬徴

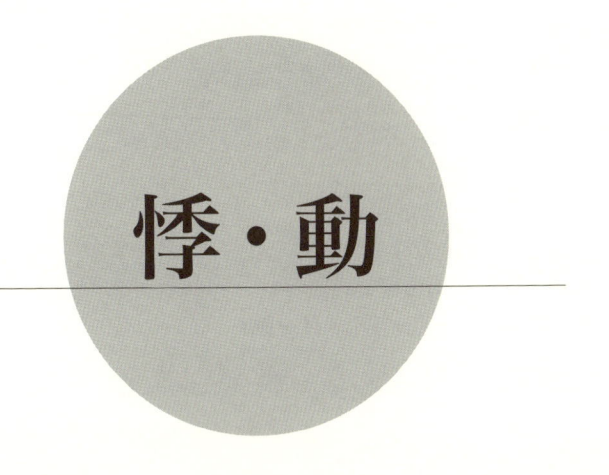

悸・動

［桂枝・甘草］	→ 　気の異常 *p.278*
［生姜・茯苓］	→ 　水気 *p.282*
［芍薬・膠飴］	→ 　腹痛・腹満・腹候 *p.305*
［麦門冬・人参］	→ 　脈 *p.269*
［阿膠・地黄］	→ 　血証 *p.279*
［竜骨・牡蛎］	固気し水血の凝結を軟らげ、顕著な臍上（下）動悸を鎮める。 桂枝加竜骨牡蛎湯　救逆湯　柴胡加竜骨牡蛎湯
［柴胡・黄芩］	→ 　胸脇部の異常 *p.295*
［桂枝・牡蛎］	気逆上衝を治し水血の凝堅を和らげ胸腹の動築を治す。 柴胡桂枝乾姜湯　桂枝加竜骨牡蛎湯 桂枝甘草竜骨牡蛎湯

胸脇部の異常

［柴胡・黄芩］	胸脇部の気熱を和し心下以下の血鬱を下降し、胸脇苦満、往来寒熱、呕、欬、心煩等を治す。 柴胡桂枝乾姜湯　柴胡桂枝湯　小柴胡湯 柴胡加竜骨牡蛎湯　大柴胡湯
［黄芩・人参］	→　胃・食欲　*p.296*
［生姜・半夏］	→　呕・呕吐・噫・噦　*p.298*
［桂枝・甘草］	→　気の異常　*p.278*
［柴胡・枳実］	胸脇の気熱を和し気滞を通じ、胸脇苦満、心下痞鞕を治す。 大柴胡湯　四逆散
［竜骨・牡蛎］	→　悸・動　*p.294*
［枳実・芍薬］	気滞を通じ筋中の血流をよくし、心下痞鞕、腹痛、腹拘攣、癰膿等を治す。 大柴胡湯　四逆散　枳実芍薬散　排膿散
［芍薬・甘草］	→　腹痛・腹満・腹候　*p.305*

295

第三章●二味の薬徴

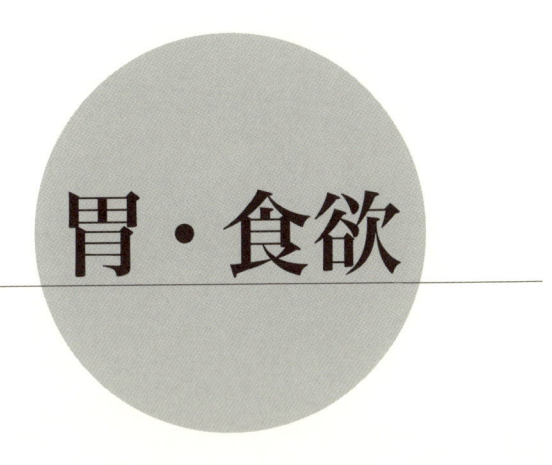

胃・食欲

[黄芩・人参]	胃熱をさまし脾胃の血脈を通わせて心下痞鞕を解し、食欲不振を治す。 小柴胡湯　半夏瀉心湯
[黄連・黄芩]	→　心下の異常　*p.289*
[生姜・半夏]	→　呕・呕吐・噫・噦　*p.298*
[生姜・大棗]	胃中の水の動揺を治め血のめぐりをのびやかにして脾胃の機能を高める。また薬液の吸収を順調ならしめる。 桂枝湯　葛根湯　柴胡桂枝湯　小柴胡湯　生姜瀉心湯 旋覆代赭石湯　炙甘草湯　呉茱萸湯　小建中湯
[梔子・香豉]	→　煩・煩躁・狂　*p.291*
[枳実・朮]	気滞を通じ水穀の海の湿を除き、飲食物の停滞を除き、食欲を回復する。 茯苓飲　枳朮湯

296

［生姜・人参］	水の動揺を治め血脈を通わせ、脾胃の虚を治す。 小柴胡湯　厚朴生姜半夏甘草人参湯　茯苓飲 橘皮竹筎湯
［茯苓・朮］	→　水気　p.282
［茯苓・沢瀉］	→　小便の異常　p.307
［枳実・朮］	気滞を通じ湿を除き、飲食の停滞を除く。 茯苓飲　枳朮湯
［朮・生姜］	湿を除き水の動揺を治め、消化機能の衰えを補う。 茯苓飲　茯苓沢瀉湯　真武湯　桂枝芍薬知母湯
［桂枝・甘草］	→　気の異常　p.278
［乾姜・人参］	陽気を引き起こし血脈を通わせ、心下痞鞕を解し、 不食、腹痛、呕吐、下利、煩躁を治す。 半夏瀉心湯　黄連湯　大建中湯　乾姜人参半夏丸 人参湯　茯苓四逆湯
［乾姜・半夏］	→　呕・呕吐・噫・噦　p.298
［黄連・乾姜］	冷たいビールを焼き肉で飲む如く、心胸中の血鬱を 下降し温めて陽気を救い、胃痛、呕吐等を治す。 黄連湯　半夏瀉心湯
［膠飴・芍薬］	→　腹痛・腹満・腹候　p.305
［芍薬・甘草］	→　腹痛・腹満・腹候　p.305
［朮・人参］	胃の湿を除き血脈を通わせ、胃の機能の衰えを治す。 人参湯　茯苓飲

第三章●二味の薬徴

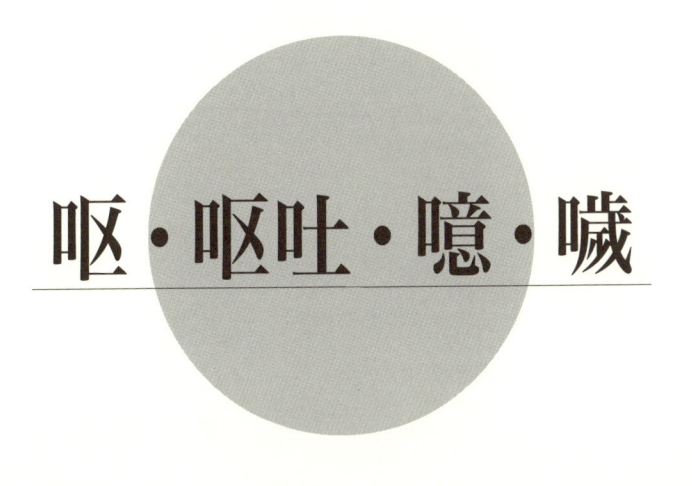

嘔・嘔吐・噫・噦

［桂枝・甘草］	→ 気の異常 *p.278*
［生姜・半夏］	水の動揺を和し痰飲を除き、嘔・嘔吐を治す主薬となし、嘔・嘔吐・噫等を治す。 葛根加半夏湯　黄芩加半夏生姜湯　小半夏加茯苓湯 越婢加半夏湯　小柴胡湯　大柴胡湯　生姜瀉心湯 温経湯
［黄芩・大棗］	胃熱をさまし胃を滋潤して、嘔、むかつき等を治す。 黄芩湯　半夏瀉心湯　小柴胡湯　大柴胡湯
［柴胡・黄芩］	→ 胸脇部の異常 *p.295*
［乾姜・半夏］	胃部を温めて痰飲（水毒）を和し、欬・嘔・嘔吐等を治す。 小青竜湯　半夏瀉心湯　黄連湯　苓甘姜味辛夏仁湯 乾姜人参半夏丸
［黄連・黄芩］	→ 心下の異常 *p.289*

［旋覆花・代赭石］	心下の痞堅を軟らげ水を行らせて胃を開き、頑固な噫を治す。 旋覆代赭石湯
［大黄・甘草］	→　大便の異常 *p.310*
［大黄・芒硝］	→　大便の異常 *p.310*
［呉茱萸・生姜］	→　寒・冷・厥 *p.273*
［大棗・人参］	胃を滋潤し血脈を通わせ、呕、噦を治す。 小柴胡湯　半夏瀉心湯　黄連湯　橘皮枳実生姜湯 呉茱萸湯
［竹葉・石膏］	→　短気、少気 *p.284*
［乾姜・蜀椒］	→　腹痛・腹満・腹候 *p.305*
［半夏・附子］	→　腹痛・腹満・腹候 *p.305*
［茯苓・烏頭］	→　寒・冷・厥 *p.273*
［半夏・茯苓］	→　水気 *p.282*
［橘皮・竹筎］	心胸間の気分を通じ胃の熱を除き、噦逆を治す。 橘皮竹筎湯

第三章 ●二味の薬徴

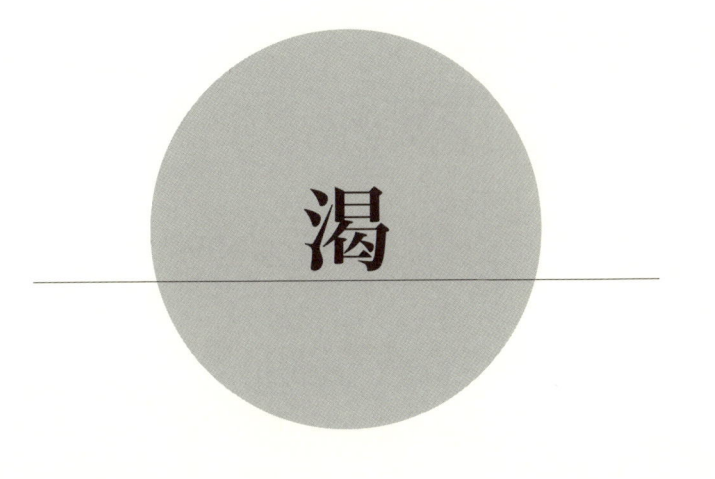

渇

[猪苓・茯苓]	→ 小便の異常 *p.307*
[茯苓・朮]	→ 水気 *p.282*
[阿膠・滑石]	→ 小便の異常 *p.307*
[茯苓・沢瀉]	→ 小便の異常 *p.307*
[麻黄・石膏]	→ 発熱・暑がり・ほてり *p.276*
[栝呂根・牡蛎]	津液を生じ水血の凝堅を軟らかにして、渇、小便不利を治す。 柴胡桂枝乾姜湯　牡蛎沢瀉湯
[芍薬・膠飴]	→ 腹痛・腹満・腹候 *p.305*
[麦門冬・半夏]	→ 喘欬 *p.286*
[石膏・知母]	裏熱をさまし燥を潤ほし、大煩渇を治す主薬となる。 白虎湯
[石膏・人参]	裏熱をさまし脾胃の血脈を通わせて煩渇を治す。 白虎加人参湯　木防已湯

300

［地黄・山茱萸］	→ 労倦、遷延した病 *p.327*
［茵蔯蒿・梔子］	→ 黄疸 *p.304*
［白頭翁・黄檗］	→ 大便の異常 *p.310*

第三章●二味の薬徴

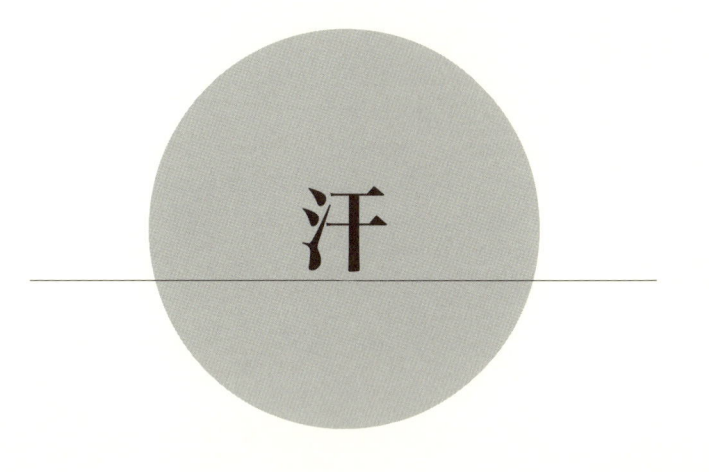

汗

[桂枝・甘草]	→ 気の異常 *p.278*
[桂枝・黄耆]	表気を発散し肌表の水を行らせて、黄汗、痺閉、久敗瘡を治す。 桂枝加黄耆湯　黄耆桂枝五物湯　黄耆建中湯
[桂枝・麻黄]	表気を発散し表位の水気を和し、発汗の主薬となし、悪寒、発熱、疼痛、喘欬等を治す。 葛根湯　麻黄湯　大青竜湯
[桂枝・葛根]	→ 体痛・麻痺・拘攣 *p.313*
[麻黄・杏仁]	→ 喘欬 *p.286*
[桂枝・麻黄・石膏]	汗を峻発させ、また表裏ともに徹する熱を解す。 大青竜湯　桂枝二越婢一湯　小青竜加石膏湯　統命湯
[桂枝・茯苓]	→ 上衝 *p.270*
[猪苓・茯苓]	→ 小便の異常 *p.307*

302

［桂枝・生姜］	温めて表気を発散し水の動揺を治めて発汗を調整する。 桂枝湯　葛根湯　炙甘草湯　茯苓甘草湯 黄耆桂枝五物湯
［生姜・茯苓］	→　水気　*p.282*
［茯苓・朮］	→　水気　*p.282*
［麻黄・石膏］	→　発熱・暑がり・ほてり　*p.276*
［葛根・黄連］	→　大便の異常　*p.310*
［梔子・香豉］	→　煩・煩躁・狂　*p.291*
［石膏・知母］	→　渇　*p.300*
［茵蔯蒿・梔子］	→　黄疸　*p.304*
［大黄・芒硝］	→　大便の異常　*p.310*
［防已・黄耆］	→　水気　*p.282*
［桂枝・附子］	→　体痛・麻痺・拘攣　*p.313*
［麻黄・附子］	上部・表位の水気を和し陽気を救い、温めて緩和に 発汗して悪寒、喘欬、疼痛を治す。 麻黄附子甘草湯　麻黄附子細辛湯
［朮・附子］	→　体痛・麻痺・拘攣　*p.313*
［茯苓・附子］	→　寒・冷・厥　*p.273*
［生姜・附子］	→　眩暈　*p.272*
［乾姜・附子］	→　寒・冷・厥　*p.273*
［乾姜（増量）・附子］	→　寒・冷・厥　*p.273*

第三章●二味の薬徴

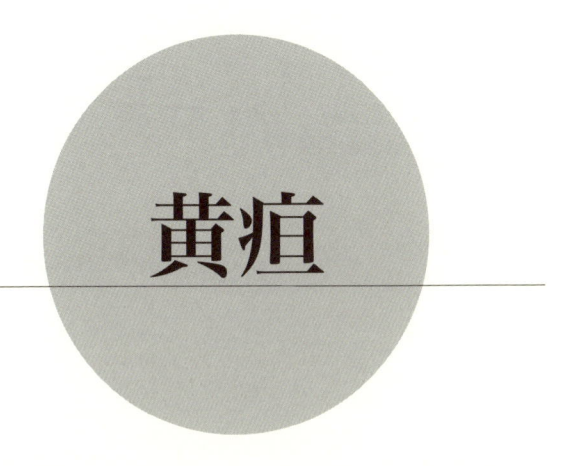

黄疸

［桂枝・黄耆］	→ 汗 *p.302*
［柴胡・黄芩］	→ 胸脇部の異常 *p.295*
［梔子・黄檗］	胸中の熱を清し湿熱を除き、肌表に及び熱感、黄疸を治す。 梔子檗皮湯　大黄硝石湯　黄連解毒湯
［甘草・麻黄］	→ 喘欬 *p.286*
［梔子・大黄］	胸中の熱を清し二便の閉結を通じて、黄疸を治す。 茵蔯蒿湯　大黄硝石湯
［茵蔯蒿・梔子］	湿熱による瘀汁を除き心胸中の鬱熱を下降し、黄疸を治す。 茵蔯蒿湯
［水蛭・虻虫］	→ 血証 *p.279*
［膠飴・芍薬］	→ 腹痛・腹満・腹候 *p.305*

腹痛・腹満・腹候

［大棗・半夏］	胃の働きをのびやかにして水飲を去り、腹中雷鳴を治す。 半夏瀉心湯　甘草瀉心湯　附子粳米湯
［黄連・黄芩］	→　心胸中の異常　*p.288*
［附子・粳米］	陽気を救い津液を生じて、腹中寒気を治す。 附子粳米湯
［枳実・芍薬］	気滞を通じ筋の緊張を緩め、腹痛、腹拘攣を治す。 大柴胡湯　枳実芍薬散　四逆散
［柴胡・黄芩］	→　胸脇部の異常　*p.295*
［大黄・芒硝］	→　大便の異常　*p.310*
［膠飴・芍薬］	胃の働きを助け、筋中の血行をよくし、腹中の急痛、拘攣、虚労、悸、黄を治す。 小建中湯
［芍薬・甘草］	→　体痛・麻痺・拘攣　*p.313*
［当帰・芍薬］	→　血証　*p.279*

305

第三章●二味の薬徴

［蜀椒・乾姜］	虚寒を温めて陽気を通わせ腹中のガスを除き、もくもく、腹痛を治す。 大建中湯
［膠飴・人参］	胃の働きを助け血脈を通わせて、激しい腹痛を治す。 大建中湯
［烏頭・茯苓］	→　寒・冷・厥　*p.273*
［半夏・茯苓］	→　水気　*p.282*
［桂枝・烏頭］	→　体痛・麻痺・拘攣　*p.313*
［当帰・大棗］	→　寒・冷・厥　*p.273*
［呉茱萸・生姜］	→　寒・冷・厥　*p.273*
［朮・芍薬］	水気を除き筋中の血行をよくし、腹痛・下利を治す。 真武湯
［半夏・厚朴］	→　気の異常　*p.278*
［枳実・厚朴］	→　大便の異常　*p.310*
［枳実・梔子］	気滞を通じ胸中の熱を去り、胃気を養う。 梔子厚朴湯　枳実梔子豉湯
［大黄・甘草］	→　大便の異常　*p.310*
［桂枝・芍薬］	温めて筋緊張を緩め、腹痛、腹満を治す。 桂枝湯　桂枝加芍薬湯　小建中湯　黄耆桂枝五物湯 桂枝茯苓丸

小便の異常

［桂枝・甘草］	→　気の異常 *p.278*
［茯苓・朮］	→　水気 *p.282*
［栝呂根・牡蛎］	津液を生じ水血の凝堅を軟らかにして、渇、小便不利を治す。 柴胡桂枝乾姜湯　牡蛎沢瀉湯
［桂枝・茯苓］	→　上衝 *p.270*
［猪苓・茯苓］	上より水を推降し水の逆行を下降し、渇を止め、小便を利す。 五苓散　猪苓湯
［生姜・茯苓］	→　水気 *p.282*
［桂枝・生姜］	→　汗 *p.302*
［阿膠・滑石］	血を滋潤し湿熱を排い除き、渇、小便不利、血尿を治す。 猪苓湯
［麻黄・朮］	→　浮腫 *p.309*

第三章●二味の薬徴

［麻黄・石膏］	→　発熱・暑がり・ほてり　*p.276*
［茵蔯蒿・梔子］	→　黄疸　*p.304*
［桂枝・附子］	→　体痛・麻痺・拘攣　*p.313*
［朮・附子］	→　体痛・麻痺・拘攣　*p.313*
［茯苓・沢瀉］	水の逆行を下降し内より水を集めて乾燥を滋潤し、渇、尿不利を治す。 八味丸　茯苓沢瀉湯　当帰芍薬散
［地黄・牡丹皮］	血中の伏熱を除き血を和し、腰痛、少腹拘急、尿不利を治す。 八味丸
［石膏・知母］	→　渇　*p.300*
［水蛭・虻虫］	→　血証　*p.279*
［山茱萸・山薬］	精を固め胃気を補い、口乾、疲労、多尿を治す。 八味丸
［甘草・乾姜］	→　寒・冷・厥　*p.273*
［乾姜・朮］	陽気を通わせ尿利を調え、腰以下の冷痛、腰重、小便不利を治す。 苓姜朮甘湯
［膠飴・芍薬］	→　腹痛・腹満・腹候　*p.305*
［乾姜・附子］	→　寒・冷・厥　*p.273*

308

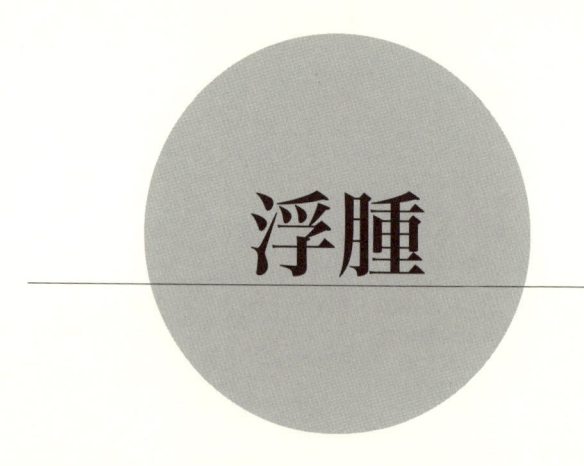

浮腫

［桂枝・麻黄］	→ 汗 *p.302*
［甘草・麻黄］	→ 喘欬 *p.286*
［桂枝・麻黄・石膏］	→ 汗 *p.302*
［麻黄・石膏］	→ 発熱・暑がり・ほてり *p.276*
［麻黄・朮］	上部・表位の水気を和し内外の湿を除き利尿を促し、浮腫、疼痛を治す。 越婢加朮湯　麻黄加朮湯
［防已・茯苓］	表位の水気を瀉し逆行する水気を下降し、浮腫を治す。 防已茯苓湯
［茯苓・杏仁］	→ 短気、少気 *p.284*

第三章●二味の薬徴

大便の異常

［桂枝・芍薬］	→　腹痛・腹満・腹候　*p.305*
［桂枝・葛根］	→　体痛・麻痺・拘攣　*p.313*
［葛根・芍薬］	血分を和し自下利を治す。 葛根湯
［黄芩・芍薬］	胃熱を冷まし筋中の血行をよくして、下利、腹痛を治す。 黄芩湯
［黄芩・大棗］	→　呕・呕吐・噫・噦　*p.298*
［黄連・黄芩］	→　心胸中の異常　*p.288*
［生姜・大棗］	→　胃・食欲　*p.296*
［猪苓・茯苓］	→　小便の異常　*p.307*
［人参・朮］	→　胃・食欲　*p.296*
［人参・乾姜］	→　胃・食欲　*p.296*

［葛根・黄連］	項背及び心胸以上に鬱迫した血を和し、脈促、熱性の下利、喘を治す。 葛根黄連黄芩湯
［桂枝・甘草］	→ 気の異常 *p.278*
［柴胡・枳実］	→ 胸脇部の異常 *p.295*
［枳実・芍薬］	→ 腹痛・腹満・腹候 *p.305*
［白頭翁・黄檗］	血分を収濇し湿熱を清し、熱性下利を治す。 白頭翁湯
［枳実・大黄］	気を破り水を行らし二便の閉結を通じ、腹脹満、大便不通を治す。 大柴胡湯　麻子仁丸　小承気湯　厚朴三物湯 大承気湯
［大黄・芒硝］	二便の閉結を通じ燥を潤し堅を軟らげ、結胸、腸管内の結実、燥屎、潮熱、譫語、黄疸、腸癰、少腹急結、宿滞を治す。 大陥胸湯　調胃承気湯　大承気湯　大黄硝石湯 大黄牡丹皮湯　桃核承気湯　橘皮大黄朴硝湯
［大黄・甘草］	大便の急迫秘閉を和緩し通じ、便秘、呕吐、腹満、腹痛を治す。 大黄甘草湯　桂枝加大黄湯
［芍薬・甘草］	→ 腹痛・腹満・腹候 *p.305*
［麻子仁・杏仁］	腸胃を滑利して脾を緩め上部に迫る裏水を下降して、便通をつける。 麻子仁丸

311

第三章●二味の薬徴

[枳実・厚朴]	気滞を通じ気を下し満を散じ、胸痺、大便の難・鞕・不通・燥屎・潮熱・腹満を治す。 枳実薤白桂枝湯　麻子仁丸　小承気湯　大承気湯 厚朴三物湯
[大黄・附子]	鍋底のコゲツキを温めて之を除くように、胃腸を温めて之を下す。 大黄附子湯　附子瀉心湯
[乾姜・人参]	→　胃・食欲 *p.296*
[朮・人参]	→　胃・食欲 *p.296*
[赤石脂・禹余糧]	収斂して下を固めて小便を利し、止まざる利を治す。 赤石脂禹余糧湯
[赤石脂・乾姜]	収斂して下を固め陽気を通わせ中を調え、下利膿血、心痛を治す。 桃花湯　烏頭赤石脂丸
[朮・芍薬]	内外の湿を集めて小便に通利し胃中を和し血を和し、腹痛、下利を治す。 真武湯
[茯苓・附子]	→　寒・冷・厥 *p.273*
[葱白・乾姜]	陽気を下降し陽気を通わせ、下利、虚気の上逆を治す。 白通湯
[乾姜・附子]	→　寒・冷・厥 *p.273*
[甘草・乾姜]	→　寒・冷・厥 *p.273*
[甘草・附子]	→　寒・冷・厥 *p.273*
[乾姜・茯苓]	→　水気 *p.282*

体痛・麻痺・拘攣

［芍薬・甘草］	筋中の血行をよくし切迫症状を緩和し、両腹直筋の異常緊張を緩めて、腹痛、疼痛を治す。 桂枝湯　小青竜湯　柴胡桂枝湯　四逆散 桂枝加芍薬湯　小建中湯　芍薬甘草湯　烏頭湯 芍薬甘草附子湯　桂枝芍薬知母湯　温経湯
［栝呂根・桂枝］	能く津液を生じ表気を発散し、津液を行らせ気を通じる。 栝呂桂枝湯　柴胡桂枝乾姜湯
［桂枝・黄耆］	→　汗 *p.302*
［桂枝・葛根］	表気を発散し頭項腰脊に凝結する血を解し、項背強を治す。 桂枝加葛根湯　葛根湯
［桂枝・麻黄］	→　汗 *p.302*
［麻黄・朮］	→　浮腫 *p.309*
［桂枝・麻黄・石膏］	→　汗 *p.302*
［甘草・麻黄］	→　喘欬 *p.286*

313

第三章●二味の薬徴

［茯苓・朮］	→ 水気 *p.282*
［柴胡・黄芩］	→ 胸脇部の異常 *p.295*
［麻黄・石膏］	→ 発熱・暑がり・ほてり *p.276*
［当帰・川芎］	→ 血証 *p.279*
［芍薬・附子］	→ 寒・冷・厥 *p.273*
［大黄・附子］	→ 大便の異常 *p.310*
［膠飴・芍薬］	→ 腹痛・腹満・腹候 *p.305*
［地黄・山茱萸］	→ 労倦、遷延した病 *p.327*
［地黄・牡丹皮］	血熱を瀉し滋血して、腰痛を治す。 八味丸
［防已・黄耆］	→ 水気 *p.282*
［黄耆・朮］	肌表の水を行らし水気を流通し、倦怠、脱力感を治す。 防已黄耆湯
［麻黄・薏苡仁］	表に水邪が滞り内に水気あり、痺閉して一身疼痛する者を治す。 麻杏薏甘湯
［甘草・乾姜］	→ 寒・冷・厥 *p.273*
［桂枝・烏頭］	表気を和し水血の寒堅凍凝を緩め、四肢痛、腰痛を治す。 烏頭桂枝湯
［麻黄・烏頭］	表位に凝結した水気を緩め水血の寒堅凍凝を緩めて、疼痛し転側せざる者を治す。 烏頭湯

体痛・麻痺・拘攣

［朮・附子］	水気を流通し陽気を救い、脈管を温めて老廃物を尿に流して疼痛を治し傍ら日を経て癒えざる者を治す。 朮附湯　桂枝加朮附湯　白朮附子湯　甘草附子湯 桂枝芍薬知母湯　真武湯　附子湯
［桂枝・附子］	表気を和し陽気を救い、悪寒を治す。大量の桂枝は附子と組んで疼痛を治す。 桂枝加附子湯　八味丸　桂枝附子湯　甘草附子湯 桂枝芍薬知母湯
［甘草・附子］	→　寒・冷・厥　*p.273*
［桂枝・知母］	表を解し清熱し、渇を止め、疼痛を治す。 白虎加桂枝湯　桂枝芍薬知母湯
［茯苓・附子］	→　寒・冷・厥　*p.273*
［人参・附子］	→　寒・冷・厥　*p.273*
［乾姜・附子］	→　寒・冷・厥　*p.273*
［乾姜・茯苓］	→　煩・煩躁・狂　*p.291*

第三章●二味の薬徴

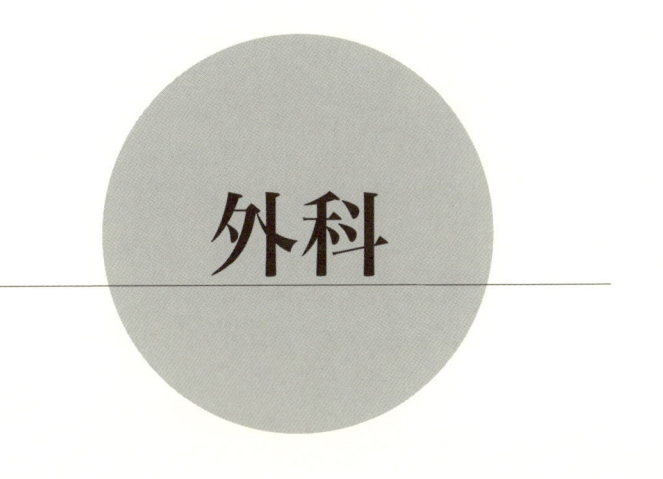

外科

［桂枝・葛根］	→　体痛・麻痺・拘攣　*p.313*
［桂枝・麻黄］	→　汗　*p.302*
［枳実・桔梗］	気を破り水を行らし上焦の肺熱を瀉し、化膿性の炎症を治す。 排膿散及湯
［桔梗・甘草］	→　口　*p.325*
［当帰・紫根］	肉芽の形成を促し、殺菌、解毒の効あり。 紫雲膏
［黄連・黄芩］	→　心胸中の異常　*p.288*
［柴胡・黄芩］	→　胸脇部の異常　*p.295*
［甘草・乾姜］	→　寒・冷・厥　*p.273*
［当帰・地黄］	→　血証　*p.279*
［人参・朮］	→　胃・食欲　*p.296*

［黄耆・当帰］	肌表の水の鬱滞を行らし血を和し、益気生血の効を現わす。
	帰耆建中湯　十全大補湯
［朮・附子］	→　体痛・麻痺・拘攣 *p.313*
［防已・黄耆］	→　水気 *p.282*
［麻黄・石膏］	→　発熱・暑がり・ほてり *p.276*

第三章●二味の薬徴

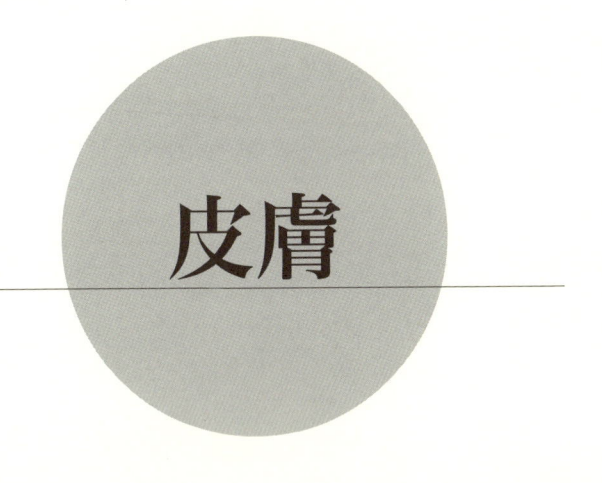

皮膚

［桂枝・黄耆］	→ 汗 *p.302*
［桂枝・葛根］	→ 体痛・麻痺・拘攣 *p.313*
［朮・附子］	→ 体痛・麻痺・拘攣 *p.313*
［桂枝・麻黄］	→ 汗 *p.302*
［桂枝・知母］	表を解し清熱し、身体灼熱、疼痛を治す。 白虎加桂枝湯　桂枝芍薬知母湯
［知母・石膏］	→ 渇 *p.300*
［梔子・黄檗］	→ 黄疸 *p.304*
［黄連・黄芩］	→ 心下の異常 *p.289*
［大黄・黄連］	→ 心下の異常 *p.289*
［柴胡・連翹］	胸脇の気熱を和し血の凝りを解し、胸脇の熱毒を解す。 黄連解毒湯（回春）
［黄連・阿膠］	→ 煩・煩躁・狂 *p.291*

318

［荊芥・連翹］	血分をめぐらし血の凝りを解し、諸瘡の毒を解す。 荊芥連翹湯
［柴胡・甘草］	→ 煩・煩躁・狂 *p.291*
［荊芥・桔梗］	血分をめぐらし上焦の肺熱を瀉し、癰腫の結熱を散じる。 十味敗毒湯
［当帰・地黄］	→ 血証 *p.279*
［荊芥・防風］	血をめぐらし風を去り、瘡疥を治す。 消風散
［麻黄・石膏］	→ 発熱・暑がり・ほてり *p.276*
［当帰・川芎］	→ 血証 *p.279*
［茯苓・附子］	→ 寒・冷・厥 *p.273*
［黄芩・苦参］	胃熱をさまし伏熱を除き、四肢煩熱を治す。 三物黄芩湯
［茵蔯蒿・梔子］	→ 黄疸 *p.304*
［麻黄・薏苡仁］	表に水邪あり、内に水気のある皮膚病や疼痛を治す。 麻杏薏甘湯
［当帰・大棗］	→ 寒・冷・厥 *p.273*
［呉茱萸・生姜］	→ 寒・冷・厥 *p.273*
［桃仁・牡丹皮］	→ 血証 *p.279*
［桂枝・茯苓］	→ 上衝 *p.270*
［麦門冬・人参］	→ 脈 *p.269*
［薏苡仁・敗醤］	→ 血証 *p.279*

319

第三章 ●二味の薬徴

［黄芩・地黄］	→ 外科 *p.316*
［人参・朮］	
［茯苓・乾姜］	→ 水気 *p.282*
［茯苓・附子］	→ 寒・冷・厥 *p.273*

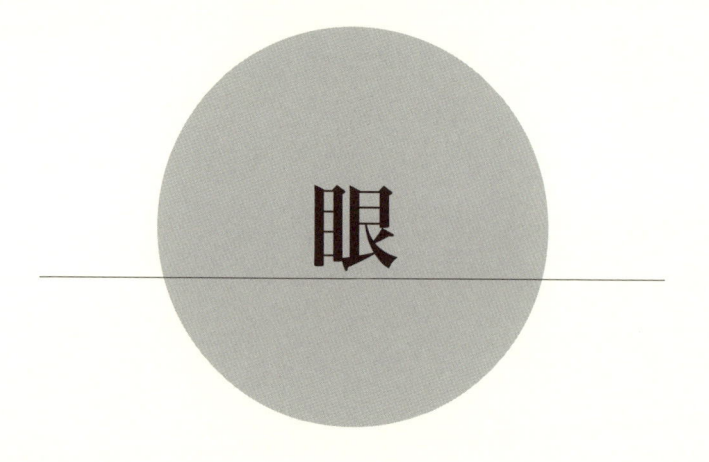

眼

［桂枝・葛根］	→	体痛・麻痺・拘攣 *p.313*
［桂枝・麻黄］	→	汗 *p.302*
［桂枝・麻黄・石膏］	→	汗 *p.302*
［知母・石膏］	→	渇 *p.300*
［茯苓・朮］	→	水気 *p.282*
［桂枝・甘草］	→	気の異常 *p.278*
［猪苓・茯苓］	→	小便の異常 *p.307*
［麻黄・石膏］	→	発熱・暑がり・ほてり *p.276*
［麻黄・朮］	→	浮腫 *p.309*
［黄連・黄芩］	→	心胸中の異常 *p.288*
［大黄・黄連］	→	心胸中の異常 *p.288*
［桂枝・茯苓］	→	上衝 *p.270*
［桃仁・牡丹皮］	→	血証 *p.279*
［桃仁・大黄］	→	血証 *p.279*

第三章●二味の薬徴

［当帰・芍薬］	→　血証 *p.279*
［水蛭・虻虫］	→　血証 *p.279*
［蟅蟲・乾漆］	瘀血を下し耳目を明らかにし久しく凝結した瘀血を破り、陳久瘀血を滋潤して和す。 大黄蟅虫丸

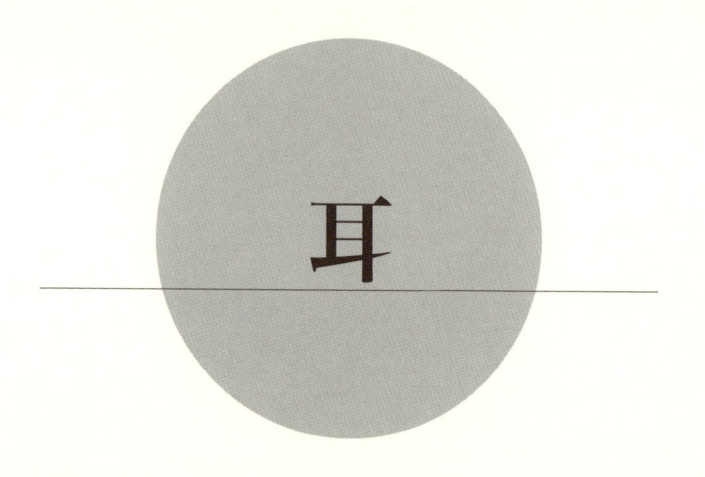

[桂枝・葛根]	→ 体痛・麻痺・拘攣 *p.313*
[桂枝・麻黄]	→ 汗 *p.302*
[柴胡・黄芩]	→ 胸脇部の異常 *p.295*
[枳実・大黄]	→ 大便の異常 *p.310*
[黄連・黄芩]	→ 心胸中の異常 *p.288*
[大黄・黄連]	→ 心胸中の異常 *p.288*
[地黄・山茱萸]	→ 労倦、遷延した病 *p.327*
[山茱萸・山薬]	→ 労倦、遷延した病 *p.327*
[五味子・桂枝]	→ 上衝 *p.270*
[桂枝・甘草]	→ 気の異常 *p.278*

第三章●二味の薬徴

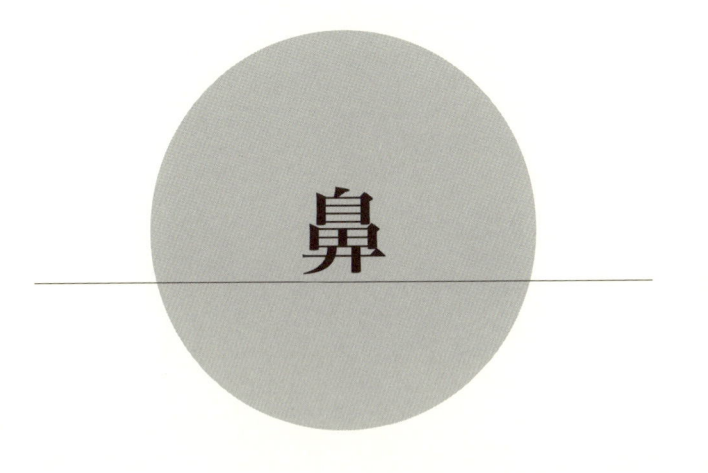

鼻

［桂枝・葛根］	→ 体痛・麻痺・拘攣 *p.313*
［桂枝・麻黄］	→ 汗 *p.302*
［朮・附子］	→ 体痛・麻痺・拘攣 *p.313*
［桂枝・石膏］	上焦の肺熱を瀉し腫痛を和らげ内熱を除き表裏の気の迫りを解す。 白虎加桂枝湯　木防已湯
［辛夷・川芎］	発散し血気の滞りをめぐらし、鼻の通りをよくする。 葛根湯加川芎辛夷
［膠飴・芍薬］	→ 腹痛・腹満・腹候 *p.305*
［黄連・黄芩］	→ 心胸中の異常 *p.288*
［桃仁・大黄］	→ 血証 *p.279*
［梔子・黄檗］	→ 黄疸 *p.304*

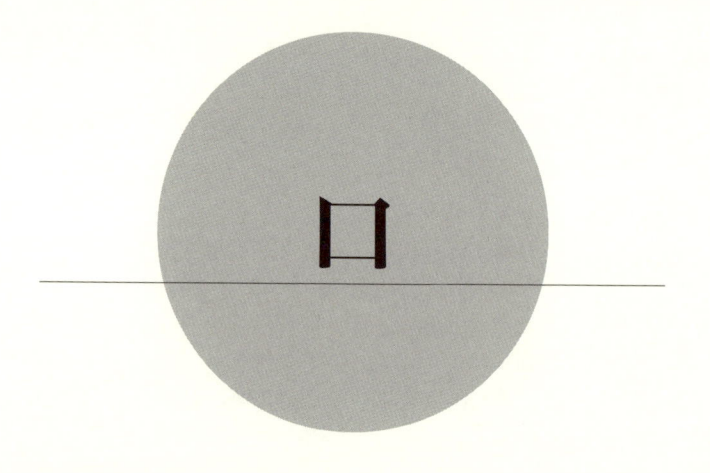

口

[桂枝・葛根]	→ 体痛・麻痺・拘攣 *p.313*
[桂枝・麻黄]	→ 汗 *p.302*
[黄連・黄芩]	→ 心胸中の異常 *p.288*
[黄芩・人参]	→ 胃・食欲 *p.296*
[甘草]	引きしめられた気をゆるめて切迫症状を緩和する。 甘草湯　桔梗湯
[桔梗・甘草]	上焦の肺熱を瀉し急迫症状を緩和して、咽痛、諸瘍膿血を治す。 桔梗湯　排膿湯
[大黄・黄連]	→ 心胸中の異常 *p.288*
[桔梗・石膏]	上焦の肺熱を瀉し腫痛を和らげ内外の鬱熱を清し、消炎、清熱する。加味方として用いる。
[梔子・黄檗]	→ 黄疸 *p.304*
[半夏・厚朴]	→ 気の異常 *p.278*

第三章●二味の薬徴

［麦門冬・半夏］	→ 喘欬 *p.286*
［半夏・甘草］	水気を利して湿を燥かし痰を除き急迫症状を緩和して咽痛を治す。 半夏散及湯
［桂枝・甘草］	→ 気の異常 *p.278*
［桂枝・五味子］	→ 上衝 *p.270*
［甘草・乾姜］	→ 寒・冷・厥 *p.273*
［人参・朮］	→ 胃・食欲 *p.296*
［人参・乾姜］	→ 胃・食欲 *p.296*
［栝呂根・牡蛎］	→ 小便の異常 *p.307*
［膠飴・芍薬］	→ 腹痛・腹満・腹候 *p.305*
［地黄・黄芩］	血熱を瀉し胃熱をさまし、湿熱性の煩熱、炎症を治す。 三物黄芩湯　黄土湯　大黄䗪虫丸　桂枝五物湯（東洞）
［桂枝・茯苓］	→ 上衝 *p.270*
［竜胆・防風］	下焦の湿腫を除き風湿を逐い歯牙の疼痛を治す。 立効散
［枳実・桔梗］	→ 外科 *p.316*
［石膏・知母］	→ 渇 *p.300*
［桃仁・大黄］	→ 血証 *p.279*
［大黄・芒硝］	→ 大便の異常 *p.310*

労倦、遷延した病

［桂枝・竜骨］	→ 煩・煩躁・狂 *p.291*
［竜骨・牡蛎］	→ 悸・動 *p.294*
［膠飴・芍薬］	→ 腹痛・腹満・腹候 *p.305*
［地黄・山茱萸］	血熱を瀉し精を固め腰膝を温め、虚労、少腹不仁を治す。 八味丸
［山茱萸・山薬］	→ 小便の異常 *p.307*
［桂枝・甘草］	→ 気の異常 *p.278*
［芍薬・甘草］	→ 体痛・麻痺・拘攣 *p.313*
［生姜・大棗］	→ 胃・食欲 *p.296*
［柴胡・黄芩］	→ 胸脇部の異常 *p.295*
［栝呂根・牡蛎］	→ 小便の異常 *p.307*
［酸棗仁・知母］	→ 煩・煩躁・狂 *p.291*
［枳実・梔子］	→ 煩・煩躁・狂 *p.291*

第三章●二味の薬徴

［梔子・香豉］	→ 煩・煩躁・狂 *p.291*
［竹葉・石膏］	→ 短気、少気 *p.284*
［麦門冬・人参］	→ 脈 *p.269*
［黄芩・地黄］	→ 発熱・暑がり・ほてり *p.276*
［人参・朮］	→ 胃・食欲 *p.296*
［橘皮・生姜］	→ 心胸中の異常 *p.288*
［柴胡・甘草］	→ 煩・煩躁・狂 *p.291*
［当帰・地黄］	→ 血証 *p.279*
［桃仁・大黄］	→ 血証 *p.279*
［蟅螬・䗪虫］	→ 血証 *p.279*
［当帰・黄耆］	血を和し寒を散じ肌表の水を行らし、気を益し血を生じる。 耆帰建中湯　十全大補湯
［酸棗仁・竜眼肉］	血気を下降して虚煩を鎮め滋養して不眠を治す。 帰脾湯
［阿膠・地黄］	→ 血証 *p.279*
［桂枝・黄耆］	→ 汗 *p.302*
［酸棗仁・知母］	→ 煩・煩躁・狂 *p.291*
［枳実・大黄］	→ 大便の異常 *p.310*
［麻黄・烏頭］	→ 体痛・麻痺・拘攣 *p.313*
［茯苓・乾姜］	→ 水気 *p.282*
［茯苓・附子］	→ 寒・冷・厥 *p.273*
［桂枝・麻黄］	→ 汗 *p.302*

労倦、遷延した病

［麻黄・朮］	→ 浮腫 p.309
［大黄・黄連］	→ 心下の異常 p.289
［大黄・甘草］	→ 大便の異常 p.310
［黄連・栝呂実］	→ 心下の異常 p.289
［甘草・乾姜］	→ 寒・冷・厥 p.273
［乾姜・附子］	→ 寒・冷・厥 p.273
［当帰・大棗］	→ 寒・冷・厥 p.273
［当帰・細辛］	→ 寒・冷・厥 p.273
［乾姜・人参］	→ 胃・食欲 p.296
［乾姜・猪胆］	陽気を通わせ血気を通じ、虚極の下利、厥逆を治す。 白通加猪胆汁湯　通脈四逆加猪胆汁湯
［大黄・芒硝］	→ 大便の異常 p.310
［巴豆・杏仁］	急卒寒実の病を駆逐し腸胃の閉塞を排い除き滋潤して、腸胃に留滞する毒を排除する。 紫円

329

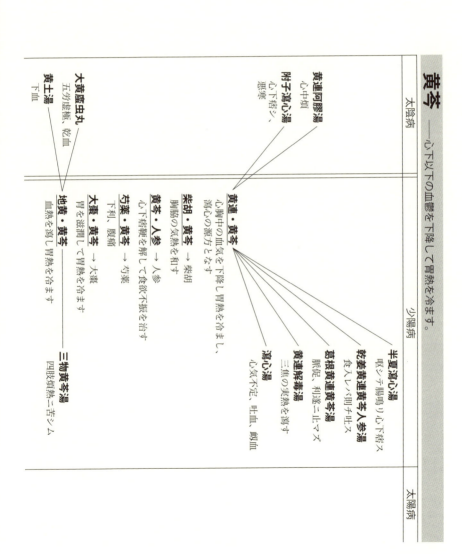

黄芩 ——心下以下の血鬱を下降して胃熱を冷ます。

太陰病

黄連阿膠湯
心中煩

附子瀉心湯
心下痞ジ、悪寒

大黄䗪虫丸
五労虚極、乾血

黄土湯
下血

少陽病

黄連・黄芩
心胸中の血気を下降し胃熱を冷ます、瀉心の源方となす

柴胡 → 黄芩
胸脇の気熱を和す

黄芩・人参
心下結鞭を解して食欲不振を治す

芍薬・黄芩 → 芍薬
下利、腹痛

大棗・黄芩 → 大棗
胃を滋潤して胃熱を冷ます

地黄・黄芩
血熱を瀉し胃熱を冷ます

太陽病

半夏瀉心湯
嘔シテ腸鳴リ心下痞ス
食入レバ則手吐マズ

乾姜黄連黄芩人参湯

葛根黄連黄芩湯
脈促、利遂ニ止マズ

黄連解毒湯
三焦の実熱を瀉す

瀉心湯
心気不足、吐血、衄血

三物黄芩湯
四肢煩熱二苦シム

甘草 ——薬気を病の所在に留め置き急迫症状を緩和する。

厥陰病	少陰病	太陰病	陽明病	少陽病	太陽病
					桂枝・甘草 表気を発散し切迫症状を緩和し、気逆上衝を治す主薬となし、上衝、頭痛、悪風、発熱、悸、冒、眩、奔豚、胸満、咳、煩、煩驚、短気、狂、尿不利等を治す。
					甘草・麻黄 切迫症状を緩和し、上部・表位の水気を和す。
				柴胡・甘草 胸脇の気熱を和し切迫症状を緩解して心棒亢進、短気を治す。	
					甘草・大棗 切迫症状を緩和し、胃を滋潤して血のめぐりをゆるやかにして、血の動迫を下降す。
					茯苓・甘草 水気の逆行を下降し、切迫症状を緩和し、肝気の鬱血を除じて心棒亢進、短気を治す。
			大黄・甘草 大便の急迫秘結を和緩し通じる。		
		芍薬・甘草 筋中の血行をよくし、切迫症状を緩和し筋の異常緊張を緩め腹拘孿を治す。			
		甘草・乾姜 切迫症状を緩解し腸気を通わせ肺中冷を治す。			
甘草・附子 切迫症状を緩和し腸気を復し厥冷を治す。					

枳実 ── 気を破り水を行らし気滞を通じる。

太陰病	陽明病	少陽病

厚朴七物湯
腹満、頭痛

厚朴三物湯
痛シテ閉ザス

小承気湯
腹大満シテ通ゼズ

大承気湯
潮熱、燥糞

枳実・厚朴
気の機滞を散じ、満、腹満、胸痺を治す。

枳実・厚朴

枳実・大黄 → 大黄
胸腹満、大便不通

枳実・朮 → 朮
飲食の停滞による水毒を除く。

枳実・芍薬 → 芍薬
拘攣を治す。

梔子厚朴湯
腹満、起臥安カラズ

枳実梔子豉湯
脇下ヨリ心ニ迫桔

麻子仁丸
小便数、大便堅

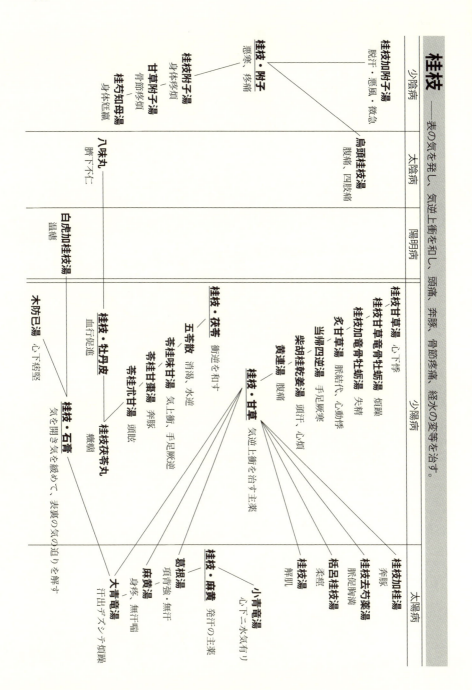

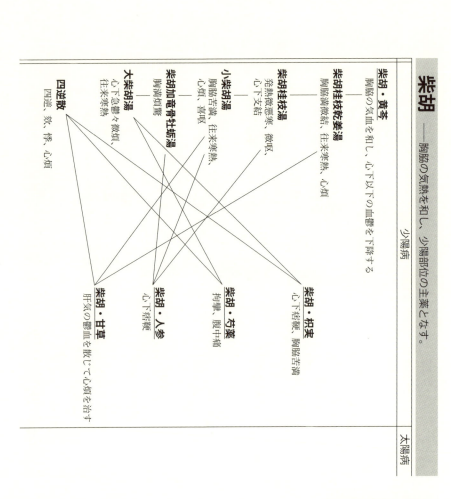

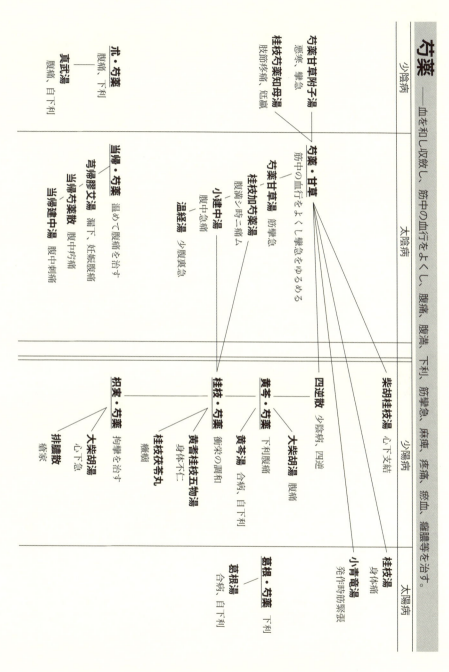

朮 ——内外の湿を集めて小便に通利し、胃中を和し、骨節疼痛を治し、腫気を消す。

少陰病	太陰病	少陽病	太陽病

防已黄耆湯
　黄耆・朮　身重り、腫れ
　　　　　　倦怠、脱力感を治す

朮・附子 →附子
　老廃物を尿に流して
　疼痛を治す

人参湯　朮　中焦を利す

乾姜・朮　寒飲を除き下利を止む

沢瀉湯
　沢瀉・朮 →沢瀉
　心下の支飲を解して冒眩を治す
　水気を順通すること最も速やかな剤。

茯苓・朮 →茯苓
　心下に支飲有り冒眩ニ苦シム

茯苓飲
　停飲宿水有り、飲食スル能ワズ

枳実・朮
　健胃、燥湿

麻黄加朮湯　身疼痛
　麻黄・朮　発汗、利尿

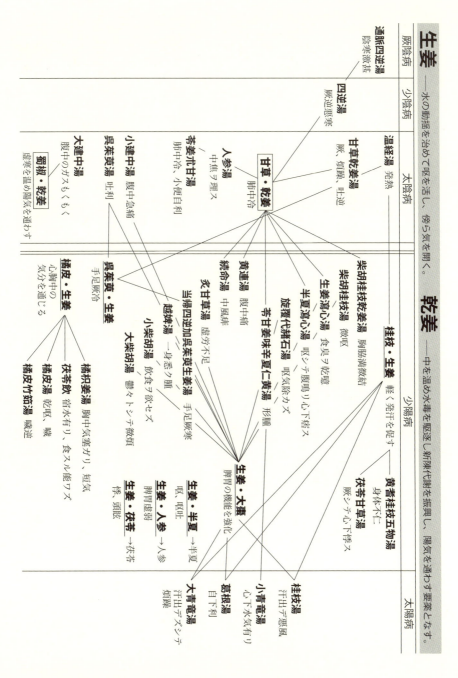

大黄 ── 二便の閉結を通じ、腸胃の燥結、実熱を払い除き、実証瘀血を破る。

| 太陰病 | 陽明病 | 少陽病 |

桂枝加大黄湯
腹満ツ時ニ痛ム、大実痛

附子・大黄
寒邪を温めて排出

附子瀉心湯 心下痞シ、悪寒

大黄
温薬ヲ以ツテクダス

厚朴七物湯
腹満、煩悶

梔子・大黄 裏に在る鬱熱を除く

梔子大黄湯

桃仁・大黄 実証瘀血瘀脈を破る

大黄・芒硝 燥を潤し堅を軟らげる

調胃承気湯
胃気を和シテ但熱ス

大承気湯
潮熱、燥屎

枳実・大黄
胸腹満、大便不通

厚朴三物湯 痛ンデ閉ヂズ

小承気湯
腹大満シテ通ゼズ

厚朴大黄湯 食心胸ノ間ニ在リ化セズ

茵蔯蒿湯 黄疸

大黄䗪虫丸 乾血
桃核承気湯 少腹急結
大黄牡丹皮湯 腸癰
抵当湯 少腹鞕満

大黄・甘草 大便の秘閉を和緩し通じる

大黄甘草湯 食シ已ツテ則手吐ス

大黄・黄連 胸中の気結を散じる

大黄黄連瀉心湯 心下痞シ、按ジテ濡
瀉心湯 渇心不眠、吐血、衄血

大柴胡湯 心下急、鬱々微煩
麻子仁丸 小便数、大便堅

大棗 ――胃を滋潤して血のめぐりをのびやかにする。

太陰病

- 附子粳米湯　腹中雷鳴切痛
- 呉茱萸湯　嘔、煩躁
- 小建中湯　腹中急痛
- 桂枝去芍薬湯　腹満ジ時ニ痛ム

少陽病

- 半夏瀉心湯　嘔、心下痞
- 旋覆代赭石湯　腹中痛、噫気除カズ
- 黄連湯　腹中痛、嘔吐
- 小柴胡湯　飲食ヲ欲セズ
- 大柴胡湯　心下急
- 柴胡加竜骨牡蠣湯　胸満煩驚

甘草・大棗／血の動泊を下降する

- 甘草小麦大棗湯　合病、自下利
- 排膿湯　諸瘡膿血
- 苓桂甘棗湯　奔豚
- 越婢湯　風水悪風
- 当帰四逆湯　手足厥寒
- 炙甘草湯　脈結代、心動悸
- 橘皮竹茹湯　噦逆
- 十棗湯　懸引

大棗・黄芩　胃を滋潤し胃熱をさます

太陽病

- 桂枝去芍薬湯　脈促、胸満
- 桂枝湯　脈浮、自汗
- 葛根湯　合病、自下利
- 大青竜湯　汗出デズシテ煩躁

生姜・大棗　脾胃の機能を強化

大棗・黄芩→生姜

当帰 — 血を和し、寒を散じ、陰証の血症を治す。

太陰病

当帰芍薬散
腹中疗痛

芎帰膠艾湯
漏下、下血

当帰散
妊娠芳服

温経湯
瘀血少腹ニ在リ、崩中

当帰建中湯
温めて腹痛を治す

十全大補湯
気血双補
諸虚不足

- 当帰・川芎
  陰性瘀血を和す
  主薬
- 当帰・芍薬 →芍薬
  温めて腹痛を治す
- 当帰・大棗
  身体の殻冷えを温散する
- 当帰・黄耆
  益気生血

少陽病

奔豚湯
胸を衝き、腹痛、往来寒熱

続命湯
中風、痺

当帰四逆湯
手足厥寒、脈細

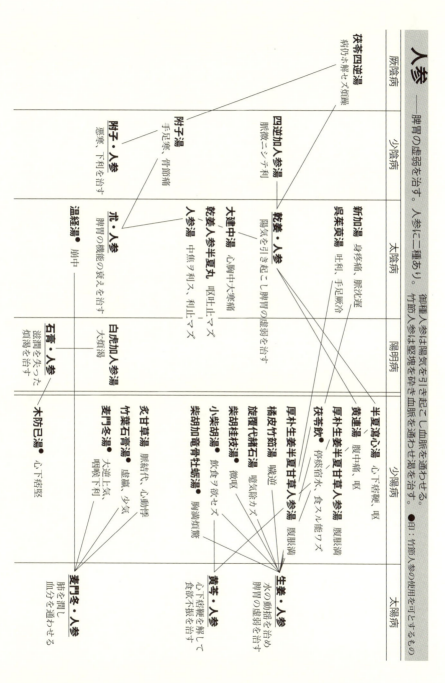

半夏 ——水毒を除き悪心、嘔吐を止め、咽喉閉塞を治し、また上部の燥を潤す。

少陰病 / **太陰病** / **少陽病** / **太陽病**

少陽病
- 小半夏加茯苓湯　水力ニ嘔吐、眩悸
- 半夏厚朴湯　咽中炙臠
- 生姜瀉心湯　食臭ヲ乾噫、腹鳴
- 半夏瀉心湯　嘔、腹鳴
- **半夏・大棗**　腹中雷鳴を治す
- 旋覆代赭石湯　噫気除かず
- 苓甘姜味辛夏仁湯
- 黄芩湯　腹中痛、嘔吐
- 黄芩加生姜半夏湯
- 小柴胡湯　喜嘔
- 柴胡加竜骨牡蛎湯　胸満煩驚
- 大柴胡湯　嘔止マズ
- **生姜・半夏**　縱飲を和し嘔、嘔吐、噫気を治す
- 麦門冬湯　大逆上気、咽喉不利
- **麦門冬・半夏**　上部の燥を潤し、咳、少気を治す
- 竹葉石膏湯　虚羸少気

太陰病
- 附子粳米湯　腹中雷鳴、切痛
- **乾姜・半夏**　胃部を温めて嘔、吐止、涎沫を治す
- 半夏乾姜湯　乾嘔、吐逆、涎沫を治す
- 半夏人参湯　嘔吐止マズ
- 温経湯　唇口乾燥

少陰病
- **甘草・半夏**　粘痰を速やかに除き咽痛を治す
- 半夏散及湯　少陰病、咽中痛

太陽病
- **半夏・茯苓**　たまり水を除き乾かす
- 小青竜湯　心下水気有リ、咳
- 葛根加半夏湯　合病、嘔

342

藤平先生による半夏の薬能図

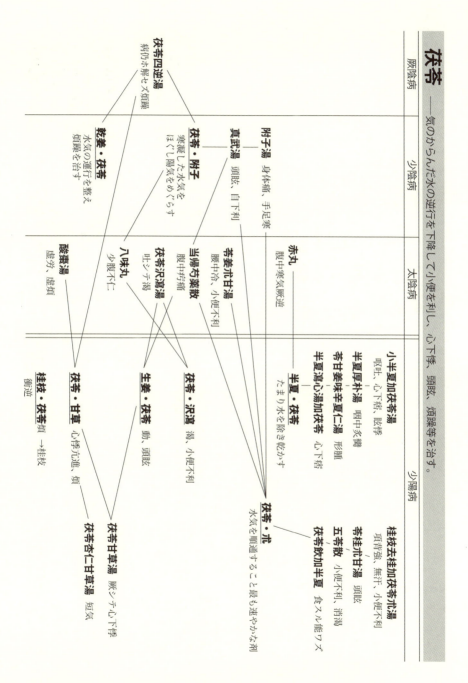

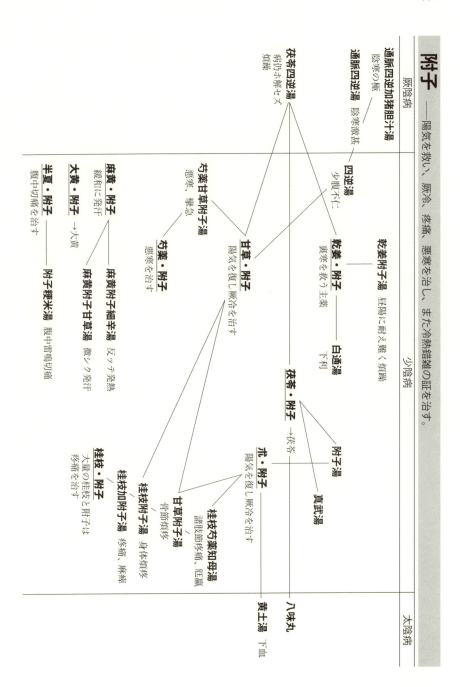

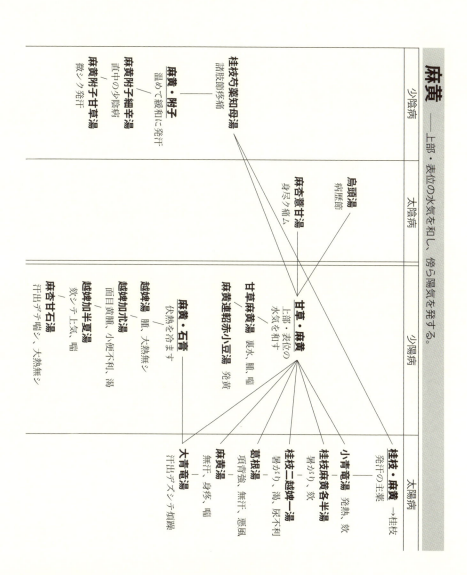

麻黄 ── 上部・表位の水気を和し、傍ら陽気を発する。

太陽病

桂枝・麻黄 →桂枝
発汗の主薬

- **桂枝湯** 発汗の主薬
- **小青竜湯** 発熱、欬
- **桂枝麻黄各半湯** 暑がり、欬
- **桂枝二越婢一湯** 暑がり、渇、尿不利
- **葛根湯** 項背強、無汗、悪風
- **麻黄湯** 無汗、身疼、喘
- **大青竜湯** 汗出デズ ジッ煩躁

少陽病

- **甘草・麻黄** 上部・表位の水気を和す
  - **甘草麻黄湯** 裏水、腫、喘
  - **麻黄連軺赤小豆湯** 発黄
- **麻黄・石膏** 伏熱を冷ます
  - **越婢湯** 腫、大熱無シ
  - **越婢加朮湯** 面目黄腫、小便不利、渇
  - **越婢加半夏湯** 欬シテ上気、喘
  - **麻杏甘石湯** 汗出デテ喘シ、大熱無シ

太陰病

- **烏頭湯** 病歴節
- **麻杏薏甘湯** 身尽ク痛ム

少陰病

- **桂枝芍薬知母湯** 諸肢節疼痛
- **麻黄・附子** 温めて緩和に発汗
  - **麻黄附子細辛湯** 直中の少陰病
  - **麻黄附子甘草湯** 微シク発汗

主な参考文献

奥田謙蔵　：傷寒論梗概　医道の日本社　1954
藤平健・小倉重成：
　　　　　　漢方概論　創元社　1979
藤平健　　：漢方腹診講座　緑書房　1991
小池一男・庄子昇・塚田健一：
　　　　　　症例実解漢方薬学　京都廣川書店　2012
田畑隆一郎：比較傷寒論　源草社　2007
田畑隆一郎：よくわかる金匱要略　源草社　2004
田畑隆一郎：薬徴　源草社　2005
田畑隆一郎：傷寒論図説　源草社　2004
田畑隆一郎：漢法フロンティア　源草社　2011
田畑隆一郎：傷寒論の謎 OD 版　源草社　2002

おわりに

　漢方治療は完璧でなければならない。人の命にかかわる治療が、あのときはああすれば良かったでは済まされない。

　診断し決定した薬方に病者の症状が的確に映し出されているであろうか、見逃した症はないか、症の取り違いはないか等々、治療のノウハウを紡ぎ出したのが本書であり、紡ぐお手伝いに、源草社社長吉田幹治氏の手を煩わした。厚く御礼申し上げる次第である。

　此書が、効く漢方、効かせる漢方の担い手としてお役に立つことを願って止まない。

2016 年新春

漢方を生かし生かされて

著者

著者略歴

田畑 隆一郎（たばた たかいちろう）

1930 年、北茨城市の農家に生まれる。体質
虚弱につき薬の道を志向。日立第一高等学
校で牧野富太郎門下の樫村一郎先生に生物
学の手解きを受く。東京薬科大学卒。薬剤師。
生地でたばた関本薬局を開業。荒地を開墾
し 1.3 ヘクタールの附属薬草園を有機農法
により運営。千葉大学東洋医学研究会で漢
方講座を聴講し、小倉重成、藤平健両氏に
師事、続いて同会講師。常陽漢方セミナー・
温成塾、無門塾を主宰。2000 年漢法論文に
より薬学博士（東邦大学大学院薬学研究科）。

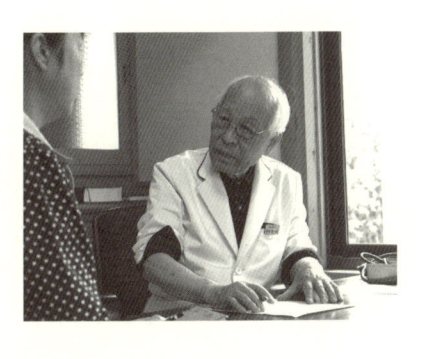

著書に『傷寒論の謎』『漢法サインポスト』『漢法ルネサンス』『傷寒論図説』
　　　『よくわかる金匱要略』『薬徴』『漢方　第三の医学。健康への招待』『比較傷寒論』
　　　『漢法フロンティア』『漢法ナビゲーション』（源草社）

きぐすり曼陀羅
（まんだら）

2016 年 2 月 10 日　第一刷発行

著　者：田畑隆一郎
発行者：吉田幹治
発行所：有限会社 源草社
〒 101-0051 東京都千代田区神田神保町 1-19 ベラージュおとわ 2F
電話 03-5282-3540　FAX 03-5282-3541
http://gensosha.net/
e-mail info@gensosha.net

装幀　岩田菜穂子
印刷　株式会社上野印刷所
乱丁・落丁本はお取り替えいたします。

© Takaichiro Tabata, 2016 Printed in Japan
ISBN978 - 4 - 907892 - 07 - 4

[JCOPY] ＜（社）出版社著作権管理機構 委託出版物＞
本書の無断複写は著作権法上での例外を除き禁じられています。複写される場合は、そのつど事前に、
（社）出版社著作権管理機構（電話 03-3513-6969、FAX 03-3513-6979、e-mail:info@jcopy.or.jp）の許
諾を得てください。